现代名中医股骨头坏死治疗绝技（第二版）

主　编　吴大真　王凤岐　李剑颖　王　雷
　　　　徐亚辉　杨建宇
副主编　赵建宏　史　学　周　俭　徐梦晗
　　　　赵子昳
编　委　涂媛茜　白克江　黄丹卉　朱丽瑶
　　　　俞若熙　任　洁　吴夏秋　路宗志
　　　　王艳莉　王　攀

科学技术文献出版社
SCIENTIFIC AND TECHNICAL DOCUMENTATION PRESS
·北京·

图书在版编目(CIP)数据

现代名中医股骨头坏死治疗绝技/吴大真等主编.—2版.—北京:科学技术文献出版社,2011.8(2025.5重印)

ISBN 978-7-5023-6932-3

Ⅰ.①现… Ⅱ.①吴… Ⅲ.①股骨—骨坏死—中医疗法 Ⅳ.①R274.918

中国版本图书馆 CIP 数据核字(2011)第 085187 号

现代名中医股骨头坏死治疗绝技(第二版)

策划编辑:袁其兴 樊雅莉　　责任编辑:樊雅莉　　责任校对:唐 炜　　责任出版:张志平

出 版 者	科学技术文献出版社
地　　 址	北京市复兴路 15 号　邮编 100038
编 务 部	(010)58882938,58882087(传真)
发 行 部	(010)58882868,58882870(传真)
邮 购 部	(010)58882873
网　　 址	www.stdp.com.cn
发 行 者	科学技术文献出版社发行　全国各地新华书店经销
印 刷 者	北京虎彩文化传播有限公司
版　　 次	2011 年 8 月第 2 版　2025 年 5 月第 10 次印刷
开　　 本	710×1000　1/16
字　　 数	246 千
印　　 张	15.5
书　　 号	ISBN 978-7-5023-6932-3
定　　 价	29.00 元

版权所有　违法必究

购买本社图书,凡字迹不清、缺页、倒页、脱页者,本发行部负责调换

三分治，七分养
（代序）

"三分治，七分养"是大家耳熟能详的一句话，但真正到了现实生活中，往往成了劝慰别人的一句口头禅。我在几十年的临床实践中接触到的患者，一旦自身患病，就把"三分治，七分养"扔到脑后去了，他们最爱问的一句话就是："大夫，我这病什么时候好啊？""这个礼拜能治好吗？"作为医务工作者，我也只能面带微笑地宽慰患者："别着急，别担心，安心治疗吧！"其实，真正的疾病，尤其是那些慢性疾病、疑难杂病，医生只能起到一部分作用，如果没有患者自己的配合，很难治疗那些目前我们的医学科学还没有攻破的病症。

"三分治，七分养"这句话已经尽人皆知了，但真正理解它的人还真不多。我是这么理解这句话的：目前我们人类基本攻克了那些造成大面积伤害的传染病，但自古以来困扰着我们的慢性病，比如高血压、心脑血管疾病、糖尿病、肿瘤等，其治疗依然没有实质性的突破。而这些病其实是"生活习惯病"，是我们不良的生活习惯一点一滴累积下来造成的，所以要想不得这些病就要从"七分养"入手，日常的养生是远离慢性病的唯一可行办法。日常生活中的养生，不是一种可有可无的点缀，而是可以让我们少生病、不生病、不生大病的一种必须的生活态度。而一旦患了那些慢性病、疑难病，不要把您的身家性命完全扔给医生，不要急着问大夫："我这病什么时候能好啊？"还是静下心来问问自己："我这个病是怎么造成的？""我自己有没有办法配合治疗，改掉生活中的不良习惯？""我能否在生活里用上七分的关注，把自己的身体养好？"

《现代名中医治疗绝技》(第二版)这套丛书，涵盖了目前困扰我们身体的一些常见疑难杂症。除了中医药治疗办法外，我特别加入一些食疗、药膳、传统养生术等非药物疗法的内容。我只是想告诉读者，医药不是万能的，对付疾病不是只靠医生就可以了，还有很多其他方法；并且，也必须要您的参与才能赶走疾病获得健康，因为身体与生命都是您自己的。

写作这套丛书的时候，恰巧社会上正在探讨过度治疗的话题，媒体曝光了一些医德无良的医院和医生，动不动就为患者做没必要的手术、开具大处方的事件。我们一方面抨击那些无良心的行为，另一方面是不是也应该反观一下自己呢？没有节制的生活、不良的习惯一旦损害了我们的心脏，我们是不是马上就想到去做"支架"，把生命完全寄托在那几个冰冷的小玩意儿上了？

我真诚地希望，我们这些养生智慧起源国度的子民们，能把这养生智慧继承下去，发扬光大下去。

吴大真

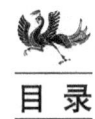

目 录

第一部分 名中医对于股骨头坏死的辨治经验

刘柏龄 辨证论治股骨头坏死/3
袁 浩 股骨头坏死宜早诊断早治疗/8
袁 浩 辨病与辨证施治骨股头坏死/11
陈 浩 内外相兼治疗股骨头缺血性坏死/14
丁 锷 活血和营 攻坚破积/16
范朝阳 中药辨治继发性股骨头坏死/20
高根德 中药辨治激素所致股骨头坏死/22
郭维淮 辨证分型论治股骨头坏死/24
韩卢丽 早期用三阶段辨证治疗股骨头坏死/27
金方荣 内外兼治股骨头坏死/29
开 翔 多方措施 综合治疗/30
李峻辉 立论肾主骨 补肾活骨方/32
刘又文 辨证论治是基础/33
沈朝萍 中医综合论治/35
苏继承 中医药辨证论治/37
许建安 早期补肾与通络/38
杜丽萍 早期非手术治疗/40
黄俊卿 辨证分期分型治疗股骨头无菌性坏死/41
李国衡 辨证施治股骨头无菌性坏死/44
林如高 不通则痛 活血化瘀/47
孙材康 中药治疗股骨头坏死/51
滕义和 辨证分型治疗成人股骨头坏死/53

目录

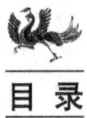

王永刚　肝主筋肾主骨　荣筋健骨治骨死/55
许书亮　辨证分型论治股骨头无菌性坏死/57
郭效东　分三期辨证施治股骨头坏死/60
陈卫衡　分期分型辨治股骨头坏死/63
张长春　六法治疗股骨头坏死/66
赵文海　防治激素性股骨头坏死/69

第二部分　名中医治疗股骨头坏死的验方效方

仇光平　自拟树脂骨活汤/73
高　辉　自拟补蚀散/75
郭会卿　自拟愈骨丹/77
贾恩礼　生骨胶囊治疗股骨头坏死/78
焦明航　股骨头坏死早期要用生骨散/80
康瑞庭　实骨丸治疗股骨头坏死/82
刘　昱　王清任的补阳还五汤加减/86
卢文志　自拟骨坏死康丸/87
马在山　马氏骨片分病论治1/89
马在山　马氏骨片分病论治2/93
马在山　马氏骨片分病论治3/96
马在山　马氏生骨片丸与外治/98
祁开泽　自拟复骨健步汤/101
邵光湘　自拟活骨汤/103
石关桐　自拟再生丸/105

目录

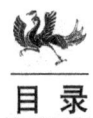

王　钢　自拟生骨再造散/107

吴　征　自拟健骨生/109

张连喜　自拟血通生骨丹/110

郑培永　自拟益气化瘀汤/112

朱长庚　自拟骨复生胶囊/114

陈朝坤　仲景当归四逆汤之活用/116

陈渭良　自创骨宝丸活力丸/118

方臣芷　自拟健髋汤/120

李玉秀　自拟活骨冲剂/122

刘日光　自创化瘀活骨汤/123

田江华　自创健骨生/125

王衍全　古方二仙汤加减/127

周林宽　自拟骨通治疗特发性股骨头坏死/128

第三部分　名中医外治疗法用于股骨头坏死

马在山　内外兼治股骨头坏死/133

马在山　药浴治疗股骨头坏死/135

刘育才　肌骨头坏死的中医综合疗法/137

费鸿鑫　小儿股骨头坏死需综合治疗/139

崇桂琴　自创髋三针治疗体会/141

高　玲　股骨头坏死针刺疗法/142

马淑华　股骨头坏死针灸治疗/144

沈梅梅　针灸验案/147

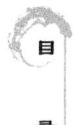

目录

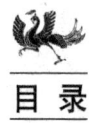

弓利风　推拿及康复训练验案/149

谭　涛　腹部推拿治疗股骨头坏死/151

涂国卿　早期股骨头坏死小针刀综合疗法/153

第四部分　中西医结合治疗股骨头坏死

丁松亭　现代中药离子导入结合五骨散/157

宫恩年　中药与手术治疗激素性股骨头坏死/159

尤全喜　尤氏疗法治股骨头坏死/162

袁　浩　中西医结合治疗激素性或酒精性股骨头坏死/164

何　伟　中西医并治股骨头坏死/166

王　希　辨证与手术治疗激素性股骨头坏死/169

陈西民　中药内服与现代介入结合治疗股骨头坏死/171

刘汝专　介入治疗股骨头坏死/173

宁亚功　内服与外用并举治疗股骨头坏死/175

王春丽　内服中药与介入结合/177

张晓峰　自拟活骨注射液治疗Ⅱ期股骨头坏死/179

江中潮　骨内注射川芎嗪治疗股骨头坏死/181

樊粤光　中西药结合介入治疗非创伤性股骨头坏死/182

贾全章　中药内服加病灶内注射治疗早期股骨头坏死/184

钱小奇　强直性脊柱炎合并股骨头坏死中西医结合治疗/186

王和平　中西药病灶灌注治疗法/188

刘　新　中药与频谱　双管齐下/190

王文瑞　中药结合股骨头钻孔减压术/191

目 录

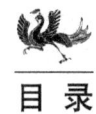

巴英伟　中医论治结合中心减压/193

高书图　中药配合髋关节双减压术/196

金瞬容　中西结合论治股骨头无菌性坏死/198

王振华　中药结合减压植骨/200

吴铁男　中药内服外敷加减压/202

武　影　中药内服与减压结合/204

杨连梓　古方当归补血汤加髓芯减压术/206

邵东晖　综合治疗与康复/207

王新华　中药配合高压氧治疗验案/209

杨宝兴　自拟活血壮骨汤与高压氧结合/210

蔡振基　髋外展支架合生脉成骨片/212

王西迅　儿童股骨头坏死三步疗法/214

赵德春　少年股骨头坏死中西医综合疗法/218

潘子毅　小儿股骨头坏死中西医治疗/221

谭志宏　儿童早期股骨头坏死的中西医结合治疗/223

王肇祥　复方丹参注射液与血管束植入治疗小儿股骨头坏死/225

李忠民　早期防治股骨颈骨折后股骨头坏死/227

周红军　股骨头坏死综合疗法/229

李长信　中西医结合治股骨头坏死/231

马定千　内外兼治　以内为主/233

附　录　股骨头缺血性坏死诊断依据、证候分类、疗效评定/235

第一部分 名中医对于股骨头坏死的辨治经验

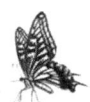

刘柏龄
辨证论治股骨头坏死

刘柏龄，全国名老中医，吉林省长春中医学院终身教授（邮政编码 130021）。

股骨头无菌性坏死,主要表现髋部固定性疼痛,关节功能受限,与髋关节相关的肌肉(臀肌、股四头肌等)萎缩。刘老认为,本病与中医学"瘀"、"痹"的表现相一致,从而指出股骨头无菌性坏死即中医"髋骨痹"。

一、病因病机

刘老认为,髋骨痹可由意外的创伤、慢性劳损、六淫之邪侵袭、七情内郁、饮食不节所致的内损,或用伐损之药伤正所致。这些原因损伤气血,造成气血运行紊乱而出现"瘀";正气虚弱则导致肌肉筋骨失养而发生痹痛。

1. 创伤所致髋骨痹

血行失度致瘀:多为髋关节周围损伤后而致病,《诸病源候论》指出:"血之在身,随气而行,常无停积;若因坠落损伤,即血行失度,随伤损之处,即停积。瘀血形成,卒然致损,故血气隔绝,不能周荣。"伤后血行失度,壅塞不通致瘀而疼痛;受伤后,血脉破裂、出血可形成肿胀;在髋则形成骨痹。

(1)外有所伤,内有所损:《内经》认为,人体外表组织的受伤,不仅损伤气血,也必然影响到内脏功能,导致内脏的病变。《素问·刺要论》指出,皮、肉、筋、脉受伤,都可分别引起所属的内脏致病。如依据肝藏魂、肾主水等理论,跌仆堕坠而致的惊吓,会导致肝的气机紊乱;还可累及脾的功能,如跌仆溺水;还会影响肾的功能等。内脏受损,导致气血运行不畅而致"髋骨痹"。这些都与现代医学认为股骨头无菌性坏死可由外伤、缺氧而致的观点相一致。

(2)恶血留内,发为痹痛:创伤后,组织内出血不得消散,《内经》称为"恶血"。这些恶血停留于肌肉、筋骨之间,一方面阻滞卫气运行于肌肉之间,丧失其卫外功能;另一方面,阻滞气血运行于局部,引起局部失养。因此,很容易引起外邪侵犯,恶血和外邪交结而导致痹痛的证候。《灵枢·贼风》有"若有所堕坠,恶血在内而不去……而遇风寒,则血气凝结,与故邪(即恶血)相袭,发为痹痛"的论述。儿童的髋骨痹多属此类,即多无明显的大外伤,或无清楚的记忆外伤。

2. 劳伤所致髋骨痹

(1)劳伤损害气血和筋骨:《素问·宣明五气》说:"五劳所伤,久视伤血,久卧伤气,久坐伤肉,久立伤骨,久行伤筋,是谓五劳所伤。"说明过度的劳动(视、立、行)和长久的不运动(卧和坐)都有劳伤,首先引起气血、筋骨、肌肉的损伤。髋关节是全身负重传输的枢纽,更易因劳伤而致病。《灵枢·百病始生》还说:"用力过度,则络脉伤。阳络伤则血外溢……阴络伤则血内溢。"此络脉,可理解为现代医学的毛细血管。过度的用力,络脉极度地充血,会导致血外溢或内溢。这些溢血,还可以形成瘀血而产生像外伤瘀血一样的病理。髋关节是一个活动量较大的关节,极易损伤,股骨头血液供应较差,一旦小的血管受到损伤,就会出现瘀阻而发生缺血、坏死。

(2)劳损伤及内脏而致髋骨痹:《灵枢·邪气藏府病形》说:"有所用力举重,若入房过度,汗出浴水,则伤肾。"《素问·生气通天论》说:"因而强力,肾气乃伤,高骨乃坏。"《素问·经脉别论》还说:"持重远行,汗出于肾;疾走恐惧,汗出于肝;摇体劳苦,汗出于脾。"肾主骨,肝主筋,肝肾一旦受损,必然影响于筋骨,筋骨失去肝肾滋养而生诸疾。髋骨又为全身重要负重枢纽,易损伤发病。

3. 外邪致髋骨痹

由外邪而致股骨头无菌性坏死,在临床病例中占比例较大,说明外邪是引起髋骨痹的主要原因之一。

(1)风邪性动,凝血瘀痹:《素问》说:"风者,善行而数变……百病之长也。"又说:"卧出而风吹之,血凝于肤者为痹;凝于脉者为泣;凝于足者为厥;此三者,血行不得反其空,故为痹厥也。"风邪伤人,首先引起血液凝滞,因此产生一系列的痹、泣、厥的病理变化。这些病变,因血液不能正常运行、局部缺血而致瘀痹。故隋代巢元方认为:髋骨痹是因为"虚劳髀枢痛候,劳ና血气,肤腠虚疏,而受风冷故也"。指出了骨痹可由风冷而致。

(2)寒邪伤肾,瘀痹疼痛:一种情况是伤肾阳,本病因遇寒凉而致者较多。寒为阴邪,"阴胜则阳病",寒邪犯人,必伤阳气。阳气是人体发育、生理功能和动力的表现,肾精正是这种阳气的作用。肾为全身阳气的源泉,寒邪伤阳,即伤肾之阳气。肾阳不足,一则主骨机能减退,则骨痿而不用;二则阳气不足,血流缓慢而致瘀痹。另一种情况是伤气致痹痛,本病遇寒凉后即出现髋痛者较多。《素问·举痛论》说:"寒气入经而稽迟,泣而不行,客于脉外则血少,客于脉中则气不通,故卒然而痛。"说明疼痛是因气不通而引起。寒邪伤人之阳气,是疼痛的主要原因。在因寒凉而致痛的髋骨痹患者中多伴有患肢冷痛,甚至凉深至骨。之所以出现冷痛,如《素问·痹论》说:"痛者,寒气多也,有寒故痛。"《素问·举痛论》又说:"因重中于寒,则痛久矣。"寒邪内中,深入则犯髋尻,因此《素问·至真要大论》说:"寒复内舍,则腰尻痛,屈伸不利,股胫足膝中痛。"寒邪伤气,外困经络气血运行,内郁肾阳之宣通,腰背髀枢足膝之经络气血运行受困而痛;肾阳不能输布,腰背髀枢足膝失养也痛,甚则"血气不行而偏枯"。还有一种情况是气滞血凝、筋脉瘀痹,髋骨痹甚者,髋痛并伴有明显的臀及大腿肌肉萎缩,此乃气受伤不能权衡以平,血运行动力减弱,出现的气滞血也停,甚而形成瘀血内停。《灵枢·五邪》说:"寒中,恶血在内,行善掣节,时脚肿。"感受寒邪,阳气受伤,筋脉瘀痹而失柔。

以上是寒邪伤人引起伤肾阳—伤气—疼痛—血滞凝瘀—瘀痹的一系列病理变化。

(3)湿邪所伤而致髋骨痹:此类髋骨痹多表现以腰髋关节为主的类风湿而致的股骨头无菌性坏死,其症状为"湿淫所胜……项似拔,腰似折,髀不可以回,如结,腨如别"。此类患者以青年为多,其因多为湿邪与寒邪一起伤人,或因人体阳虚感受湿邪,表现为寒湿,也可损伤阳气,引起气滞血凝等病变。

(4)火热劫血,伤气凝血:引起髋骨痹的火热之邪有外感和内生两种,有因感受时令或饮食而得,或者应用大量热性药物(如肾上腺皮质激素等),亦或阴血不足而致,即"阳胜则热",也有寒邪、湿邪久郁化热,即"重寒则热"。所以火热燥邪,在不同程度上伤阴劫血,导致筋脉、骨肉失养而枯萎。《痿论》指出:"肾气热,则腰脊不举,骨枯而髓减,发为骨痿。"寒气伤人,必伤气凝血而痛,久凝化热;应用肾上腺皮质激素,使肾气愈热,两者皆可使血热相搏,而成瘀痹(此即现代所指脂肪代谢紊乱)。故《素问·皮部论》说:"邪中之,则腠理开,开则入客于经脉,留而不去,传入于经……共留于筋骨之间,寒多则筋挛骨痛,热多则筋弛骨消。"

二、诊断

本病的绝大多数是经过按其他疾病(如风湿、外伤等)治疗后,效果不显著而确诊的。由于大多数患者的病情较重,给治疗带来了很大的困难。经过临床观察,绝大多数患者在出现股骨头无菌性坏死X线表现前数月,已有受累部位关节的进行性疼痛和运动受限。一旦出现X线改变,则通常关节面已塌陷或股骨头出现明显囊性改变,致使功能严重障碍。

临床观察表明,髋部外伤和股骨颈骨折后发生股骨头无菌性坏死,最早者为伤后1.5个月,最晚者为伤后15年,其中80%~90%发生于伤后3年之内。因此,对股骨头无菌性坏死,应在伤后2~3年内严密观察,随诊至伤后5年较为妥当。

在应用肾上腺皮质激素的病例中,最短病史者,为应用强的松7~30日,用药3个月后即开始发病。

其他原因致病者,则无明显规律,但发现大量应用布洛芬等抗风湿药可以加速股骨头无菌性坏死的病情变化。

临床资料证明,单纯外伤和儿童的股骨头无菌性坏死多为单侧性;其他原因而致的特发性股骨头无菌性坏死,有2/3波及双侧。一般一侧股骨头无菌性坏死后,要经过3个月至数年,另一侧才能见到X线的改变(由应用肾上腺皮质激素而致者的发病则较其他原因者快)。

大多数患者早期表现为髋部隐痛、酸痛或刺痛,时发时愈,局部无红肿,行走与运动过多后疼痛增加,髋关节外展、外旋功能有轻度障碍,可有跛行。患腿可稍长于健侧,病程较久,患侧臀部可显稍扁而宽,臀褶也高于健侧,患腿约短1 cm,疼痛有持续性。此期可无X线征。常有舌紫、红、黯等,脉象常为沉、弦、细。血液流变学检查常为血液黏稠度增高。

X线所见可分为几个阶段:①第一阶段,在X线平片上,除骨质疏松外无异常改变,但此阶段用骨内压测定、同位素示踪测定、骨内静脉或骨髓造影等方法检查可能发现骨有缺血性改变;②第二阶段,在股骨头内能见到异常及不规律的骨密度改变,在关节软骨下,距关节面约2 mm处能见到一条透明区;③第三阶段,除不规律的骨密度改变外,股骨头发生明显塌陷并能见到有死骨形成;④第四阶段,股骨头严重变形,出现骨性关节炎的表现,关节受到广泛的破坏。上述改变可能波及整个髋关节或仅股骨头的一部分。第三和第四阶段的表现很容易识别。在第二阶段容易发生误诊的原因多为拍片的穿透力不够,因此,刘老认为必要时可将电压加大以增加穿透力。

三、中医治疗

股骨头无菌性坏死是一种疑难病症,一旦患病,多丧失劳动能力而致残。刘老采用中医的方法予以辨证施治,获得满意疗效。

1. 一般治疗

减轻关节负重,旨在避免或减轻股骨头畸形。做到动静结合,不绝对制动,仅限制负重与劳累。伴有髋关节半脱位或肌肉痉挛者,可适当牵引,关节复位和肌挛缩缓解后,解除牵引;病情减轻、稳定后,加强髋部屈伸、收展、旋转等功能锻炼和增加关节活动范围,但切忌粗暴练功。

2. 辨证论治

髋骨痹发生于髋部筋、骨及关节,乃《圣济总录·诸痹门》所论"肾脂不长,则髓涸而气不行,骨内痹,其症内寒也"。此为髋骨痹的基本属性。《内经》肾主骨、肝主筋的理论,提供了从肝肾治疗筋骨痹痛的依据,故"痹聚在肝,治法以筋痹为先,筋痹既平,则邪弗入于肝矣"。"肾者水也,而生于骨。肾不荣,则髓不能满,故寒甚至骨也"。故治宜补肝益肾、除痹祛瘀,然后针对不同兼证辨证加减。其主方选用独活寄生汤等化裁,根据病因不同应用。

(1)创伤而致髋骨痹:外伤而致的骨痹因伤气血,恶血留内,瘀痹于髋骨而发病。治疗应在补肝肾的基础上,针对瘀阻未散这一病理机制,配以补血活血,佐以理气。

(2)劳伤所致瘀痹:属因虚损致病,故治疗时应在补肝肾的基础上,配以补气养血。

(3)寒湿而致髋骨痹:寒湿邪内侵,其表现各有所偏。偏寒者以刺痛、冷凉为主,治疗应在补肝肾的基础上,酌加祛瘀散寒温经之品;偏湿者,以重着、持续疼痛为主,治疗应在补肝肾的基础上,加用行气活血利湿之品。

(4)内损髋骨痹:多由滥用肾上腺皮质激素而致,属火热劫血、伤气凝血,此乃《素问·玄机原病式》"热甚客于肾部,干于足厥阴之经……郁结极甚,而气血不能宣通则瘀痹"。治宜"劳者温之,损者益之",在补肝肾的基础上,酌加补中益气活血之品。

(5)肝肾两虚髋骨痹:此为髋骨痹重症,多为股骨头严重变形、坏死。治疗除重补肝肾外,还应选加培元固肾之品,此即《医学发明》所论:"有形之物也,能补有形之肌肉之气……气旺则精自生,形自盛,血气以平。"祛除骨痹,恢复正常功能。

袁 浩
股骨头坏死宜早诊断早治疗

袁浩,广州中医药大学首席教授、博士研究生导师(邮政编码 510405)。全国中医髋关节疾病医疗中心主任、全国劳动模范,主持的中西医结合治疗股骨头缺血性坏死系列研究获国家科技进步二等奖、国家中医药管理局科技进步二等奖。

股骨头缺血性坏死是股骨头内骨组织死亡所引起的病理过程,创伤、使用激素、饮酒以及其他因素等可导致本病,是一种顽固的致残性疾病。袁教授对本病的诊治有着丰富的经验,以下为其有关本病早期诊断和分期分型中医治疗的经验。

一、早期诊断

非创伤性骨坏死起病缓慢,在确定诊断前常有一较长时间的"静息期"。当患者出现症状而就诊时,坏死病变可能已发展至必须进行植骨或做全髋置换术的程度。由于本病多发生于年轻人,袁教授认为,迫切需要采取措施预防其发生,并尽可能获得早期诊断。股骨头坏死的早期诊断也是发挥中医临床治疗的重点。

股骨头坏死的病程特点表现为:临床前期,股骨颈骨折、大量长期使用激素、嗜酒等为高危人群;亚临床期,骨髓水肿、局部缺血;临床早期,死骨形成;临床中期,股骨头塌陷,关节软骨碎裂;临床晚期,关节损害,骨性关节炎。

如何早期诊断股骨头坏死一直是国内外骨科界重点研究的课题。袁教授提出,对股骨头坏死的早期诊断有两个途径:一是对高危人群的监测,包括髋关节创伤、因某种疾病而曾经大剂量或长期使用糖皮质激素、酗酒以及与本病发病有密切关联疾病的患者;二是对非创伤性股骨头坏死无症状患者的多髋关节诊查。

袁教授认为,早期诊断要注意以下几个方面。

(1)诊断技术的运用:双髋正蛙位 X 光平片、CT、MRI、放射性核素扫描(ECT,

SPECT)及股骨头动脉的选择性造影数字减影等,其中以 MRI 和 SPECT 对早期股骨头坏死诊断的灵敏度最高,达 90%～100%。如没有以上设备,清晰 X 光片的观察与分析以及定期随诊亦不失为一种简便、实用的方法,许多患者可以通过 X 片的检查获得早期诊断。

(2)时限的掌握:医生不能无限期地让患者随诊。随诊多长时间方为合适安全,已有许多学者对此进行了长期观察研究。根据临床资料的分析,袁教授认为对高危人群在 3 年内应密切关注。

(3)对不同病因发病率的了解。创伤、激素等因素导致本病的发病率有所不同。

袁教授认为,对不同病因发病率、发病时间以及影像学资料的合理分析与运用,对股骨头缺血性坏死的早期诊断是有裨益的。近年来国际骨坏死学术界对本病早期处理的有效性基本达成共识,认为对于青年患者的早期诊断有利于采取措施、防止病情加重,至少可以推迟全髋置换的时间与避免多次换髋的弊端;同时还正在积极地寻求早期的内科治疗方法。这与过去认为本病是"不可逆"的观点,并怀疑早期保守处理有效性的观念形成鲜明的对比。袁教授指出,股骨头坏死并不是不可逆的,能否逆转取决于早期的诊断与早期的治疗,治疗的关键是确保坏死股骨头得到充分的血液供应。

袁教授同时也指出,由于股骨头坏死早期有部分患者有闭孔神经反射性疼痛症状,表现仅有膝关节内侧疼痛或合并有髋关节疼痛,且髋关节症状不明显,容易引起误诊。由于误诊而延误了早期的治疗和有限的负重保护,从而出现股骨头塌陷。

袁教授的临床观察结果显示,股骨头坏死被误诊较多的疾病是"风湿性关节炎"、"腰椎间盘突出症";而被误诊为股骨头坏死较多的疾病是"强直性脊椎炎或类风湿性关节炎"、"髋关节骨性关节炎"、"髋关节发育不良"。

二、分期分型施治

1. 分型方法

中医依据《中医病证诊断疗效标准》将股骨头缺血性坏死辨证分型为气滞血瘀型、风寒湿痹型、痰湿型、气血虚弱型、肝肾不足型 5 型。《中药新药临床研究指导原则》(中华人民共和国卫生部制定发布,1995)将股骨头缺血性坏死辨证分为筋脉瘀阻型、肝肾亏虚型两型。以上分型方法基本上代表了目前股骨头缺血性坏死中医辨证分型的特点。袁教授的临床观察统计显示,脉络瘀阻型占 68%,兼肝肾亏虚者占 25%,兼痰湿蕴结者占 7%。因此,袁教授认为脉络瘀阻、肝肾亏虚、痰湿蕴结 3 型比较符合临床实际。

2. 分期分型

Ⅰ期(骨梗死)、Ⅱ期(坏死区形成"新月征")髋疼痛不甚,游走髋膝间,证属"脉络瘀阻",以气滞血瘀为主。

Ⅲ期(股骨头塌陷)髋痛甚或伴有静息痛,痛有定处,证属"脉络瘀阻"。

Ⅳ期(早期骨性关节炎)、Ⅴ期(中期骨性关节炎)疼痛渐减,关节筋拘,转枢不利,活动后疼痛加重,休息后疼痛可缓解,证属"脉络瘀阻",兼夹"肝肾亏虚"。

Ⅵ期(晚期骨性关节炎)关节疼痛,转枢不利加重或不能转枢,活动后疼痛加重,休息后疼痛可缓解,证属"肝肾亏虚"、"脉络瘀阻"。

激素与酒精所致本病常兼夹舌苔厚腻,舌体胖大有齿痕,证属"痰湿蕴结"之象。本证常以兼夹证出现。

3. 治疗原则

(1)脉络瘀阻型,以祛瘀通络为法,常用川芎嗪注射液 120 mg/d,静滴;脉络灵注射液 20 ml/d,静滴;复方丹参滴丸、川芎嗪片、袁氏生脉成骨方口服以及中药介入等方法。

(2)兼夹肝肾亏虚证,辅以六味地黄丸(熟地黄 24 g,山药 12 g,山茱萸 12 g,泽泻 9 g,茯苓 9 g,丹皮 9 g,炼蜜为丸,每丸约重 15 g,每服 1 丸,每日 3 次,开水送下或水煎服)等补肝益肾。

(3)兼夹痰湿蕴结证,辅以二陈汤(半夏 15 g,橘红 15 g,白茯苓 9 g,甘草 5 g),二妙散(黄柏 15 g,苍术 15 g)等利湿化痰。

外伤性股骨头坏死食疗方一则

黄芪 60 g,蛇肉 1 000 g,续断 10 g,生姜 15 g,熟猪肉 30 g,料酒、胡椒粉、盐、葱白各适量。先将蛇斩去头尾,剥出内脏洗净,切成片;黄芪、续断用冷水洗去浮灰杂质,再用净冷水浸泡 1 小时。铁锅烧热,倒入猪油 30 g,油沸后倒入蛇肉翻炒,烹入料酒,然后将蛇肉倒入沙锅,加入黄芪、续断、姜片、葱白及盐。用小火炖 1 小时,加入胡椒粉,拣去葱姜即可。佐餐食用,有补肝肾、益气血、祛风湿之功,适用于股骨头坏死之骨节疼痛。

袁 浩
辨病与辨证施治骨股头坏死

一、辨证和辨病

临床疗效无不依赖于对疾病明确的认识与诊断,明确疾病诊断是治疗方案可重复性与疗效稳定性的关键。袁教授强调辨病为本,认为股骨头坏死的诊断尤其是早期诊断对发挥中医治疗特色具有重要的意义。

基于对股骨头坏死病因、病机的认识,袁教授提出了以瘀血型为主型,肾虚型和痹证型为亚型的分类方法,以指导临床的辨证施治。

这一分类方法不仅对股骨头坏死的病理过程进行简单区分,还将现代医学的先进诊疗手段融入中医辨证之中。

根据瘀血程度的不同,袁教授结合 X 线、放射性核素检查(ECT)表现和手术所见将主型瘀血型分为以下 4 型:

(1)缺血型:X 线表现为大块或全头密度增高,ECT 呈现大块"冷区",是缺血坏死的早期表现,手术所见死骨坚硬,机械强度好,呈"干性"坏死。

(2)瘀血型:X 线表现为密度减低或呈囊性改变,ECT 呈现核素浓集"热区",手术所见死骨如豆腐渣样,呈"湿性"坏死。

(3)混合型:介于两者之间,ECT 呈现大片"热区"中含有相对"冷区",可以是中期坏死表现。

(4)增生硬化型:X 线为股骨头增生硬化、畸形发展,ECT 呈现在头负重区和关节间隙区浓集"热区",但比瘀血型核素浓度低,为晚期表现。

以上 4 型都存在"瘀血内阻,脉络不通"的共同病理特点,但血瘀的程度各异,其中缺血型最重,死骨坚硬,显示瘀血积聚,已成癥瘕,硬如坚石;混合型次之;瘀血型最轻,该型髓内压高,静脉回流不畅,死骨与肉芽同在,状如豆腐渣样,说明气滞与血瘀并重。

瘀血型下这4型的划分，为中医治疗股骨头坏死提供了更加严谨、更为可靠的依据。

袁教授针对股骨头坏死临床症状的具体情况，还提出了在主型瘀血型同时伴随的2种亚型：

(1)痹证型：多见于长期服用激素伴有免疫性疾病者，如系统性红斑狼疮、强直性脊柱炎、类风湿性关节炎等，多由于宿痰内存，久而湿热内蕴，复有脉络瘀滞，筋脉失养，导致骨坏死。

(2)肾虚型：其中又分为肾阴亏虚和肾阳不足两型。肾阴亏虚是小儿股骨头坏死(Perthe's病)的常见病机，由于肾阴亏损，肾之主骨生髓的功能失司，骨失濡养而发病。肾阳不足型，可见于老年性的骨质疏松或骨性关节病，由于肾失温煦而肾主骨之功能失司，致使骨失温养而坏死；本型还可见于素有宿痰或嗜酒食者，由于痰浊填塞于血络，导致股骨头血供减少而坏死。

以上辨证分型的方法，既提纲挈领地抓住了股骨头坏死的实质，又包括了股骨头坏死病理过程的各个阶段和各种致病因素，将辨病和辨证有机地结合。

二、中医治疗

袁教授关于股骨头坏死瘀血主型和肾虚、痹证亚型的分类方法进一步发挥了清代陈士铎"瘀去则新生"和王清任的"瘀血"学说，提出的活血化瘀为主的治疗原则，抓住了股骨头坏死的本质。

股骨头坏死由于血供不足，血管生长困难，坏死骨的吸收与新骨的形成过程将十分困难和缓慢，甚至坏死骨可能因此长期存在而无法吸收。"血不活，则瘀不去"，"瘀血不去，新血不生"，袁教授认为活血化瘀能够使气血通畅，改善全身血液流变状态，从而消除股骨头内"瘀血"，为坏死的股骨头修复提供良好的血液供应环境。再者，气血通畅，肾得以营养，肾旺则骨长；津液得以运行，才能防止津聚为痰、痰阻经络、凝结成瘀。活血化瘀的治则贯穿股骨头坏死中医治疗的全过程。

本病虚实错杂，多兼夹痰湿、肝肾亏虚等，临床治疗比较复杂。但是，袁教授认为，只要把握住"瘀血"的病机关键，临床治疗往往可以事半功倍。在股骨头缺血性坏死的辨证治疗上，针对瘀血内阻、血脉不通的病机，以活血化瘀为总的治疗原则，确立了以活血化瘀、行气通络为主，以补肾健骨、消肿止痛为辅的治疗方法。

(1)瘀血型：早期，以活血通络为主，选逐瘀通络丸加活骨丸。血瘀为主者，加用土鳖虫、蜈蚣、穿山甲、三七等攻逐血瘀、消癥散结通络；气滞为主者，加用香附、郁金、石菖蒲等辛散消滞、疏通经络。中后期,治以行气活血、补肾壮骨,药用活骨丸加强骨丸以行气活血、补肾壮骨。

(2)痹证型:治以祛风除湿、舒经通络止痛,药用通络丸加减。湿热重者,加用二妙散(黄柏15 g,苍术15 g)、赤芍、丹皮、豨莶草等;寒湿重者,加用制附子、细辛、桂枝、干姜等。

(3)肾虚型:治以补肾壮骨,药用强骨丸加减。偏于肝肾阴虚者,加西洋参、何首乌、白芍、鸡血藤等;偏于肾阳虚者,加淫羊藿、肉桂、制附子等。

三、生脉成骨胶囊

生脉成骨胶囊系袁教授发掘三代祖传中医验方而研制的治疗股骨头缺血性坏死的专用成药,在此基础上开发出的还有活骨丸、强骨丸、通络丸等治疗股骨头坏死的系列方药。

生脉成骨胶囊以南方热带草药为主要成分。三十多年、数千例患者的临床研究表明,该药具有补肾健骨、活血化瘀、消肿止痛、扶正固本的作用。一系列经过严格科学设计的动物实验结果,与临床上观察到的该药的作用基本一致。研究证实:该药可促进骨组织血管修复和再生,促进骨髓再生;促进死骨吸收、新骨再生;改善、防止骨细胞的脂肪变性,降低骨内高压;促进血管生长,防止激素诱导的血管破坏、血栓形成,从而预防骨坏死的发生;治疗实验性骨坏死后兔股骨的强度和刚度、股骨头的力学常数明显升高,因而该药在恢复坏死股骨头的力学性能上有积极影响。

生脉成骨胶囊对各种因素引起的Ⅰ～Ⅳ期的股骨头缺血性坏死均有较好的疗效(即有较好的通用性)。使用时,每次4粒,饭后1小时温水送服,每日3次,3个月为1个疗程。

在运用中药治疗时,袁教授提出以下注意事项:

(1)6～14个月是股骨头塌陷的危险时段,此时的修复方式以软骨成骨为主,因而股骨头的支撑力下降,容易引起股骨头的塌陷,行走时必须使用双拐。

(2)在用药的整个过程中,医生和患者必须密切联系,每3个月要复查X线片。

(3)根据病情指导患者进行功能锻炼,配合患肢牵引、按摩、理疗、熏蒸、药浴等,使坏死的股骨头更快修复。

陈 浩
内外相兼治疗股骨头缺血性坏死

陈浩，供职于四川省成都市784中医骨科研究所（邮政编码 610031）。

中医骨伤科有三期分型治疗的方法，陈浩采用辨证分型、中药内服结合外敷的方法治疗股骨头缺血性坏死，取得满意疗效。

一、辨证分型内治

将股骨头缺血性坏死分成早、中、晚三期，早期以气滞血瘀、寒湿痹痛型为主；中、晚期常见气血两虚、筋骨劳损、肝肾亏虚型。

(1) 气滞血瘀型

症见髋部疼痛，或肿胀、刺痛，按之痛甚，舌紫黯或边有瘀斑，脉弦涩。治以活血化瘀、舒通经络、止痛，方用身痛逐瘀汤加减，药选秦艽、香附、羌活各9 g，川芎、没药、五灵脂、地龙、甘草各12 g，桃仁、红花、牛膝、当归各15 g。

(2) 寒湿痹阻型

症见髋部疼痛，遇寒加重，肢体疼痛，苔白滑，脉弦紧或弦迟。治以散寒除湿、止痛，方用乌头汤加味，药选麻黄、白芍、黄芪、制川乌、炙甘草各9 g，牛膝12 g，细辛、苍术各6 g。

(3) 气血两虚型

症见髋部隐隐作痛，筋肉萎软，全身乏力，舌淡少苔，脉细弱。治以补气养血，方用八珍汤加味，药选党参、白术、茯苓各12 g，炙甘草6 g，川芎、当归、熟地、白芍、牛膝各15 g，大枣5枚。

(4) 筋骨劳损型

症见髋部疼痛，局部青筋突起，久立、久行、负重后加重，舌黯红，脉细缓。治以补肝益肾、强壮筋骨,方用补肾壮骨汤加味,药选熟地、白芍、当归各15 g,山茱萸、茯苓、续断各12 g,杜仲、牛膝、五加皮各15 g,青皮10 g,枸杞20 g,龟胶(烊化)6 g。

(5)肝肾亏虚型

症见久病迁延,骨质疏松,筋骨萎软,酸痛不已,阳虚者形寒肢冷,神疲乏力,舌淡苔薄白,脉沉迟而细;阴虚者咽干口燥,五心烦热,潮热盗汗,舌红少苔,脉细数。阳虚者治以补益肝肾、填精补血,方用右归丸加味,药选熟地24 g,山药、鹿角胶(烊化)、枸杞、杜仲、菟丝子各12 g,山茱萸、当归各9 g,肉桂6 g,制附子15 g。阴虚者治以补益肝肾、养阴生津,方用左归丸加减,药选熟地24 g,枸杞、菟丝子、山茱萸、山药、鹿角胶(烊化)、龟胶(烊化)各12 g,牛膝15 g,石斛、女贞子、旱莲草各15 g,甘草6 g。

二、外治法

(1)先予手法按摩,取穴肾俞、环跳、伏兔、秩边、足三里、委中、三阴交等,以松解局部肌肉,改善周围坏死组织的血运状况,缓解粘连等。

(2)再予中药外敷,方用自拟复元活血散,药选当归、红花、川芎、大黄、细辛、麻黄、白芷各24 g,乳香、没药、土鳖虫、冰片、三棱、莪术、丁香、肉桂、姜黄各30 g,自然铜、生川乌、生半夏、生南星、木瓜、威灵仙、香附、透骨草、骨碎补、续断各60 g,麝香3 g,共研为散,用医用凡士林、酒、醋、蜂蜜调匀外敷患处。

三、关于中药外敷

股骨头缺血性坏死的形成,虽然有外伤、体虚、药物等多种原因,但中医认为都可导致人体气血经络损伤,瘀阻脉络而出现筋骨损伤,故治宜活血化瘀、温经通络、补骨生髓。

采用中药外敷的方法,取其通过皮肤、孔窍等深入体内透筋达骨,药至病所,直接发挥活血化瘀、温经通络的作用。

自拟复元活血散中以当归、红花、川芎、大黄、乳香、没药、土鳖虫、三棱等活血化瘀止痛;细辛、麻黄、白芷、丁香、肉桂、姜黄等祛风散寒、温通经络;麝香、冰片芳香开窍、散结。诸药合用,共奏活血化瘀、行气止痛、温经通络之效。

丁锷

活血和营　攻坚破积

丁锷，安徽中医学院教授、硕士研究生导师，主任医师（邮政编码 230031），省中医药学会常务理事、骨伤科专业委员会主任委员，中华全国中医骨伤科学会理事，国家自然科学基金评审专家，全国老中医药专家学术经验继承指导老师，享受国务院特殊津贴。

股骨头缺血性坏死病程长，致残率高，病人痛苦大（主要是活动疼痛），近年来在我国尤其是南方地区发病率有上升的趋势，一直是骨科领域的难题。尽管近30年来，世界医学界对本病进行了深入的研究，也取得了较大的进展，但是，迄今为止，仍是病因不明，缺乏理想的治疗方法。丁教授从医40余年，主张以现代医学手段诊断疾病，以中医学理论指导分析疾病的发生机制及病理变化，并局部结合整体辨证论治，在股骨头缺血性坏死的诊治方面积累了丰富的经验。

一、病因病机

现代医学认为，股骨头坏死是一种原因不明的病症，髋关节创伤、先天性骨发育不良、激素、辐射、气压病、酒精中毒、血液病、胰腺炎、脂肪肝、糖尿病、代谢性疾病、结缔组织病、血管疾病等多系统疾病或因素均可引起股骨头缺血性坏死。其发病机制主要有微循环障碍学说、脂肪栓塞学说、骨内压学说等。其病理变化基本相同，主要包括组织形态学和生物化学变化，如早期骨髓细胞内的"胞浆瘀滞"，网状细胞增生，脂肪细胞核消失、破碎、骨小梁坏死，关节软骨坏死塌陷，以致病骨骨折、碎裂、变形、钙和羟脯氨酸的绝对值改变等。丁教授认为本病多属于中医"骨蚀"范畴，系身体虚弱、寒胜其热、邪入筋骨、久留内著所致，为本虚标实之证。丁教授以中医学理论为指导，结合现代医学研究成果，通过大量临床观察分析，提出了股骨头坏死的原因在于瘀、痰、虚，而局部伤损则是本病发生的诱因。他认为正气不足、气血亏损、肝肾不足是疾病发生的根本原因,是为"本",可以导致瘀血阻滞或痰湿内蕴,即"虚而受邪"、"虚而客邪"。同时,股骨头局部的伤损又可导致全身虚损的加重,瘀血、痰湿更易停滞于股骨头局部,引起局部的气血痰湿瘀滞,经脉不通,最终发生股骨头坏死,即"最虚之处,便是客邪之地"。另一方面,在疾病发生、发展的过程中,瘀血又往往是痰湿、虚损的共同结果。因此,股骨头坏死是一种本虚标实的病症。大量临床病理表明,股骨头坏死的很多原发病或原发因素,如糖尿病、脂肪肝、气压病、代谢性疾病等均表现为中医的气血虚或肝肾虚证,而劳损、负重、外伤等又往往是坏死发生的直接诱因。在病程改变中,股骨头局部的脂肪栓塞、骨内高压等又都以微循环障碍、骨骼血运缺乏形式表现出来。由此可知,股骨头缺血性坏死不仅是一种局部病变,而且是多个因素互相作用所致的以局部证候为主要表现的全身疾病。

二、辨证用药

股骨头缺血性坏死的治疗可分为非手术和手术两类方法。现代医学主要根据其病程变化以手术为主,或是减低骨内压,或是增加股骨头血供,或是截骨矫形。中医学则以非手术治疗为主。其主要依据是《灵枢》的"骨蚀"理论,以及参照现代医学的有关病因、病机解释,治疗方法包括中药内服外用和手法等。

丁教授以中医学的整体观和辨证观为指导,以瘀、痰、虚三论为依据,总结前人和自己多年的临床经验,提出了虚实辨证、分期论治的治疗原则。他认为该病早期以实邪为主,即痰瘀阻滞为主,包括破瘀化痰、理气散结、通络止痛。中期多虚实夹杂,但仍以实邪为主,故治疗以攻为主,攻补兼施,一方面破瘀、化痰,一方面益气养血。后期则以虚损为主要病机,或肝肾虚或气血虚,治疗以补为主,以扶正为主,主要方法是益气养血、补肾壮骨。丁教授认为,不论中医、西医,对本病的认识都有许多学说,即本病可能是多种因素的综合结果,故治疗不应偏执一法,而应综合治疗。

在中药内服上,丁教授一方面根据影像表现及病史时间确定病期,根据局部症状、体征,并结合全身表现及舌脉征象等确定证型,或为瘀血阻滞,或为痰湿痹阻,或为气虚血瘀,或为肝肾不足,然后制定相应的治则并组方用药。另一方面不忘股骨头坏死的基本病理特征——瘀血为病机中心,虚损为本,瘀痰虚可兼夹致病。在辨证分期论治的同时,常予中成药伤科接骨片及主要由三七、当归、红花、人工硫磺等组成的颈椎活血胶囊(经验方)长期口服,他认为这些中药或有活血祛瘀之功,或有补虚扶正之效。

在具体用药中,丁教授也独具匠心,除上述药物外,在活血破瘀时多用三棱、莪术、三七、蜈蚣、全蝎、地龙、水蛭,尤其喜用虫类药,有时也用五虫散吞服;化痰散结常用白芥子、半夏、泽漆等;理气止痛常用延胡索、香附、细辛、肉桂、威灵仙等,其中细辛的用量在 10 g 左右,大大超过普通剂量;补肾善用鹿衔草、巴戟天、淫羊藿、骨碎补、冬虫夏草等。

近年来,丁教授针对股骨头缺血性坏死的病理机制,根据中医"活血、祛瘀、生新"的理论,采用活血和营、攻坚破积的治疗原则,又研制开发出了骨蚀宁,用以治疗股骨头缺血性坏死,取得了满意的效果。

骨蚀宁对Ⅰ期、Ⅱ期、Ⅲ期股骨头缺血性坏死有止痛、促进坏死骨吸收和新骨形成的作用。其中Ⅰ期、Ⅱ期坏死的股骨头经过连续两年左右的服药治疗,基本上能够得到修复重建,肢体功能也基本上能恢复正常;Ⅲ期坏死的股骨头,在治疗过程中,致密坏死骨及囊变透光区,由更加疏松清晰(似乎坏死加重)逐渐变为骨密度均匀,囊变区模糊,最后囊变消失,坏死骨和正常骨质密度一致,骨小梁重新出现,只是轻度塌陷的部分没有得到修复(儿童骨骺炎则可完全修复)。

通过对骨蚀宁治疗股骨头缺血性坏死治疗机理的实验研究,证明了中药骨蚀宁具有改善血运、抗炎、加速坏死骨吸收、促进新生骨形成的作用,与临床观察的结果基本一致。

三、配合外治

由于股骨头坏死常以局部症状、体征表现为主,故除全身内服中药外,丁教授还主张对于早、中期股骨头缺血性坏死的确诊病例,注意患肢制动,配合中药外用,特别是局部疼痛较明显的病例。他认为局部气滞血瘀、微循环障碍是本病发生、发展的主要因素,改善局部微循环,减缓、消除局部炎症反应,不论对疾病的治疗,还是患者自信心恢复都非常重要。在中药外敷上,他主要选择自制的由三七、乳香、没药、冰片、生南星等组成的消瘀散外敷局部,起到活血化瘀、通络止痛的作用。患肢制动或卧床休息或用皮牵引。

四、中西结合

丁教授身为老中医,并不排斥西医,他认为两者应该取长补短。根据股骨头坏死的病理变化,他认为对于影像上有明显囊形变或碎裂的病例,在中药效果不明显或在中药治疗的同时,可考虑选择钻孔减压、滑膜切除、骨瓣移植等手术。对有明显骨性关节炎改变或外形改变而功能障碍明显的晚期病例,更应考虑截骨等手术治疗,并在手术的同时服用补肾壮骨中药。这种中西医互补的治疗方法往往起到事半功倍的效果。

股骨头坏死中药治疗注意事项

股骨头坏死中药治疗有内服和外用两种形式。内服药用于调节身体整体情况,而外用药则直接作用于患部。使用中药治疗股骨头坏死应注意以下事项:

1. 内服中药

①将药液摇匀,用量杯盛量后倒入服药杯内。

②宜空腹热服,不宜放置过久,避免影响疗效。

③嘱患者服中药忌吃绿豆、咖啡等解药性食品,忌食生冷不易消化和辛辣刺激性强的饮食,戒酒。

④不可用茶水和乳类送服(因茶水中的鞣酸、乳类中的蛋白质可与某些中药成分发生化学反应),应用药引送服。

2. 外敷膏药

①膏药加热后避免烫伤患者。

②出现皮肤刺激症状,如局部皮肤潮红、湿疹、瘙痒时,检查原因,及时处理。

③膏药贴在皮肤上要求平整,膏药平面与皮肤完全接触,避免膏药出现皱褶及间隙。

范朝阳
中药辨治继发性股骨头坏死

范朝阳，供职于浙江省杭州市浙江中医药研究院（邮政编码 310007）。

现代医学治疗股骨头坏死多采用手术疗法，但是手术治疗存在疗效不确定、对中青年病人来说假体置换的使用寿命有限、一些手术适应证局限、临床上常有由于种种原因不愿意接受手术治疗的病人等不足之处。而中医药治疗则从一定程度上弥补了现代医学治疗的不足。

范朝阳认为，股骨头坏死的疼痛多由气血运行不畅或经脉失养所致，由此提出益气养血、祛瘀通络的治疗原则，在具体用药上重用黄芪、当归补益气血；丹参活血通络；血竭破血化瘀，以奏荣气血、养经脉、祛瘀滞之功。此外，中晚期病人在久病之后，往往还存在肾精不足、筋骨失养、关节不利等情况，故在运用益气养血化瘀的同时，适当配合应用何首乌、补骨脂、煅龙骨、煅牡蛎等中药，以补益肾精、濡养筋骨、滑利关节。

范朝阳所用内服中药煎剂的基本组成为黄芪、丹参、泽泻、制首乌、补骨脂、血竭。早期患者加用制甲片、红花；中后期患者加用龟甲、鳖甲、煅龙骨、煅牡蛎、当归、熟地。临症时再根据患者的具体情况随症加减。水煎服，每日1剂，治疗期间为半年到1年。

此外，范朝阳强调注意卧床休息，或行走时扶用双拐，以避免患肢负重，并适当配合不负重状态下轻缓的髋关节屈曲和外展运动。

范朝阳认为早期治疗对激素或酒精性股骨头坏死极为重要。中药治疗中晚期股骨头坏死的效果不理想。

【典型病案】

张某，56岁，男，高级工程师。1993年5月15日初诊。诉自年初起左膝及大腿疼痛，并逐渐加重。患者长期嗜酒，无明显外伤史。曾多次就医，但诊断不够明确，疗效也不甚明显。后经浙江医科大学附属第二医院CT检查确诊为酒精性股骨头坏死,并来院治疗。诊见患者疼痛剧烈,严重跛行。X线检查提示股骨头下有囊变区,密度不均匀。给予中药治疗,药用黄芪、丹参、泽泻、制首乌、补骨脂、血竭、制甲片、红花、川芎、桃仁以益气活血,祛瘀止痛。并嘱患者适当进行屈髋、外展锻炼,行走时使用双拐,以减少患肢负重。治疗1个月后,疼痛明显减轻,原方去制甲片、红花、桃仁,加当归、熟地、赤芍、龟甲、鳖甲、煅龙骨、煅牡蛎、鹿角片,以增强滋阴补血、填髓壮骨之功。治疗1年后,患者疼痛消失,X线检查结果提示:无股骨头塌陷现象,骨小梁排列恢复均匀,股骨头下囊变区及密度不均匀现象消失。恢复正常工作。随访4年没有复发。

股骨头坏死食疗方之苡米粥

股骨头坏死治疗的最根本的就是充分休息,避免负重,但饮食调理的作用也不可忽视,在此介绍一种食疗方——苡米粥。

作用:祛风利湿,舒筋止痛。

适应证:适用于关节重、活动不利等以湿痹为著的股骨头缺血性坏死。

材料:薏苡仁30 g,木瓜10 g,粳米60 g,白糖2匙。

制作方法:将苡米、木瓜洗净后,倒入小锅内,加粳米及两大碗冷水,在水中浸泡片刻,然后用小火慢炖,直至苡米仁酥烂。这时将准备好的白糖放到锅内,让糖充分溶解。

可将苡米粥当主食食用,不限量。每天食用效果会更好。

高根德
中药辨治激素所致股骨头坏死

高根德，供职于杭州市浙江中医学院（邮政编码 310009）。

特发性股骨头坏死是一种原因不明、非外伤引起的股骨头坏死性疾病。现代医学的研究表明，该病的发生和长期使用肾上腺皮质激素、酒精中毒等有关，而在临床上又以激素引起者最为常见。高根德将微观和宏观相结合、中医理论和中药药理相结合、中医辨证和西医辨病相结合，经过大量实验研究，确定了临床试验用方。

高根德提出的治疗原则为益气摄血、化瘀、渗湿，治疗用药为黄芪、当归、紫珠草、补骨脂、白芍、生山楂、泽泻、茵陈蒿等。用上药制成口服液内服。

高根德用方以黄芪、当归益气补血，加白芍酸以收敛，紫珠草止血，以上4味共用有益气摄血之效；补骨脂补肾助阳，茵陈蒿、泽泻利水渗湿，生山楂健脾，配以当归化瘀。全方共奏益气摄血、化瘀利湿之功。

现代药理研究表明，当归、黄芪有强壮作用，黄芪还有明显的利尿作用，白芍可护肝，也有补益的功效；紫珠草能使小血管收缩，缩短出血时间；茵陈蒿能利胆汁、降血压、利尿、降低血清胆固醇等，山楂有降血脂的作用；补骨脂能扩张冠状血管及改善末梢血管血流量，有雌激素样等作用。而雌激素可以对抗肾上腺皮质激素造成的骨质疏松，还常用以治疗老年性骨质疏松症。

高根德指出：用药治疗后，患者的症状改变较为显著，但是X线的改变不明显，和以下两个因素有关：病人在服药期间仍旧负重，对病变骨头的压力会导致股骨头的塌陷；X线对股骨头坏死的微细改变难以显现。

【典型病案】

王某，女，40岁，工人。1990年1月12日初诊。1978年患红斑狼疮，服用泼尼松治疗1年,剂量为60 mg/d 1个月,30 mg/d服用11个月。1993年左髋关节疼痛,但摄片检查显示正常,未予治疗。后来症状加剧,不能行走,遇寒湿加重,喜温,喜按摩,肝功能报告蛋白比例倒置。就诊时摄片提示:左股骨头有斑片云絮状改变,外侧有弧状改变,骨质疏松。诊为激素性股骨头坏死。嘱服用上药1个疗程(3个月),1990年4月2日第一次复查,自诉左髋疼痛减轻,已能步行,要求继续服药,X线改变不明显。1991年5月10日复查,诉已服药1年,关节无疼痛,恢复正常上班。肝功能也已恢复正常。检查左髋关节活动范围正常,无肌萎缩,大粗隆无叩击痛,X线片复查未见变坏的趋势,骨密度稍好转。患者满意,D'Aubigne分级改善4个级别。

股骨头缺血性坏死的食疗方二则

(1) 猪蹄1只,毛冬青100 g。将猪蹄去杂毛洗净,和毛冬青一同加水3 000 ml,文火煎煮,取汁1 000 ml,分作5次热饮用,每日2次。猪蹄也可食用。本方有活血通络、强筋健骨之功,适用于股骨头缺血性坏死。

(2) 海参粥:海参5~10 g,粳米或糯米100 g。海参以温水浸泡数小时,剖洗切片;粳米或糯米加水如常法煮粥,煮至海参烂、粥稠为度。每日晨起空腹温热食之。本方有补肾益精、壮阳疗痿、补血润燥之功,适用于股骨头缺血性坏死。另对中风引起的痉挛性麻痹亦有效。

郭维淮
辨证分型论治股骨头坏死

郭维淮，河南省洛阳正骨医院正骨研究所主任医师，洛阳郭氏正骨第六代传人、全国名老中医(邮政编码 471002)。

股骨头缺血性坏死，中医称为"骨蚀"，是骨伤科常见的疑难杂症之一。郭老认为此病之病理变化不论气血瘀阻，或痰湿内阻，或气虚肾亏，均滞中有虚，虚中有滞，互为因果，致经络不通，筋骨失养。治宜审证求因，分型施治。

郭老一般将其分为瘀滞型、痰阻型和气虚肾亏型。瘀滞型用复活汤，方中当归、土元、莪术、生山楂、茜草、木瓜活血通络；黄芪、柴胡、枳壳、白术益气除滞；白芍、续断、骨碎补益肝肾，壮筋骨；甘草调和诸药，共奏活血祛瘀、益气通络、强壮筋骨之效。痰阻型用通阳豁痰汤，方中白附子、制南星豁痰祛邪；当归、丹皮、木瓜、淫羊藿活血通络，温肾助阳；配以黄芪、续断、枳壳、独活、茯苓、茵陈益气健脾，使气机得以通畅，痰湿得以祛除，气旺血活，诸药相伍共奏豁痰通经之功。气虚肾亏型用益气填髓汤，方中黄芪、党参益气养血；续断、淫羊藿、芡实、杞果、白芍益肝补肾；当归、枳壳、独活、牛膝、土元活血化瘀，通经止痛；甘草补脾益气，调和药性，合而使肝血旺盛，肾精充盈，筋骨得以濡养。

郭老认为股骨头缺血性坏死多为滞虚并存，气虚恋邪，不能化湿而成痰，不能运血，血行无力而致瘀，经络阻滞，痰湿聚结不化而发病。故在分型治疗的基础上，常用益气健脾之法，取得良好效果。

无论何型股骨头缺血性坏死均有一种共同的病理特征，即经络受阻、气血运行不畅，最终导致筋骨失养、股骨头坏死。郭老认为动则使通，药物治疗的同时要配合主动的功能锻炼，适当的功能锻炼是促使股骨头坏死治愈和恢复的重要条件之一。通过功能锻炼,可以使全身及局部气血畅达,筋脉得以濡养,经络调畅,肌肉强健,髓充骨坚。现代医学研究也表明,活动可增加局部的血流速度和血流量,可改善局部的缺血状态,促使组织修复和再生,同时又可使药物抵达病所的量增加,增强药物的治疗作用。

一、辨证分型施治

1. 瘀滞型

症状体征:多因外伤所致,见于股骨颈骨折、髋关节脱位等。表现为负重疼痛,劳累后加重。查体腹股沟压疼明显,髋关节外展内旋活动受限,"4"字试验阳性。X线片示股骨头密度多增高,软骨下骨质不规则囊变。甚者股骨头变形,关节间隙变窄。舌质紫黯或有瘀斑,苔薄微黄,脉沉涩。

病因病机:筋脉损伤,瘀阻经络。

治疗原则:活血化瘀,益气通络。

选方用药:方选复活汤加减,药用当归 15 g,黄芪 30 g,续断 12 g,柴胡 10 g,枳壳 10 g,木瓜 10 g,白芍 15 g,土元 6 g,淫羊藿 12 g,茜草 12 g,生山楂 12 g,骨碎补 10 g,莪术 10 g,甘草 3 g 等。

2. 痰阻型

多有酗酒史或服激素史等,多双髋同时或相继发病,表现为乏力,髋部沉重酸困,负重疼痛,阴雨天及劳累后加重。多伴有股内侧或膝关节疼痛。查体腹股沟压痛明显,髋关节活动受限,以内旋、外展和屈曲受限为甚,"4"字试验阳性。X线片示股骨头整体密度下降,骨小梁紊乱、囊变。初期关节间隙正常,晚期股骨头塌陷,关节间隙狭窄以至消失。舌质淡紫或淡红,舌苔白腻或黄腻,脉濡滑或沉滑。

病因病机:津凝为痰,顽痰不化,流滞经络,阻碍气血运行。

治疗原则:豁痰通经。

选方用药:方选通阳豁痰汤加减,药用黄芪 30 g,白附子 5 g,制南星 6 g,当归 10 g,续断 12 g,独活 10 g,木瓜 10 g,茵陈 15 g,丹皮 12 g,茯苓 15 g,淫羊藿 12 g,枳壳 10 g,白术 10 g,甘草 3 g 等。

3. 气虚肾亏型

多见于老年人,髋关节活动初时僵痛,片刻后缓解或消除,劳累后加重,多伴有股内侧及膝关节内侧疼痛。查体腹股沟压痛,髋关节活动受限,"4"字试验阳性。X线片示股骨头有不同程度的囊变或变形,常合并髋臼缘上方受力处囊性变。舌质淡,苔薄白,舌体胖大,脉沉细。

病因病机:气虚肾亏,精亏髓乏,筋骨失养。

治疗原则:益气强身,补肾壮骨。

选方用药:方选益气填髓汤加减,药用黄芪 30 g,党参 15 g,当归 10 g,续断 12 g,白芍 15 g,淫羊藿 12 g,芡实 12 g,土元 6 g,枳壳 10 g,牛膝 15 g,独活 10 g,杞果 12 g,甘草 3 g 等。

二、功能锻炼

(1)屈伸蹬腿法:患者仰卧做患侧屈髋、屈膝至最大限度,然后缓缓伸腿,同时向下蹬。

(2)收展法:患者仰卧,患髋外展到最大限度坚持片刻,然后再内收患肢至最大限度。

(3)旋髋法:患者仰卧,患髋屈髋屈膝做顺时旋转活动,然后再做逆时旋转活动。

(4)侧身展收法:患者侧卧,患髋在上,做患髋外展到最大限度坚持片刻,然后内收。

俯卧后伸法:患者俯卧,患肢做后伸到最大限度后复原。

扶拐散步法:患者扶双拐行走,减轻患肢负载量或不负重。

器械运动法:患者坐在健身脚踏车上,做蹬车运动。

锻炼时,要根据病人不同情况(病情、身体素质等)制定锻炼计划。一般每日上、下午各做一次,每次 5~10 分钟。

股骨头坏死最好吃什么

股骨头坏死最好吃牛奶、奶制品、羊肝、猪肝、虾皮、豆类、海藻类、鸡蛋类、酸奶、鱼肝油、富含维生素的果蔬类。

韩卢丽
早期用三阶段辨证治疗股骨头坏死

韩卢丽，河南省洛阳正骨医院主治医师，从事下肢创伤的治疗及研究工作（邮政编码 471012）。

韩卢丽认为，股骨头缺血性坏死属于中医学"骨痹"、"骨蚀"范畴。《灵枢·刺节真邪》"虚邪之中人也，洒淅动形，起毫毛而发腠理，其入深，内搏于骨，则为骨痹。""虚邪之人于身也深，寒热相搏，久留而内者……内伤骨者为骨蚀"的论述揭示了素体正虚，或外力所伤等致病因素损伤人体正气，正虚邪深而发为骨痹、骨蚀。韩卢丽提出以活血化瘀、通络止痛、补肾健骨的治疗原则，分三阶段辨证内服中药治疗股骨头缺血性坏死。

第一阶段：治以活血化瘀、通经活络、消肿止痛，药用：当归 20 g，黄芪 30 g，鸡血藤 30 g，地龙 30 g，丹参 30 g，水蛭 30 g，连翘 30 g，牛膝 15 g，炙乳没各 8 g，血竭 10 g，桃仁 6 g，红花 6 g，三七 4 g，甘草 5 g。每日 1 剂，水煎 1 次，早、晚分服，共 15 剂。

第二阶段：治以和营生新、接骨续筋，药用：生熟地黄各 12 g，枸杞子 12 g，山茱萸 12 g，山药 30 g，赤白芍各 12 g，丹参 30 g，茯苓 15 g，牛膝 15 g，骨碎补 30 g，木瓜 12 g，秦艽 10 g，甘草 7 g。每日 1 剂，水煎 2 次，早、晚分服，共 30 剂。

第三阶段：治以补益肝肾、强筋健骨，药用：黄芪 30 g，当归 20 g，小红参 10 g，薏苡仁 30 g，鹿茸 10 g，山药 60 g，茯苓 30 g，海狗肾 2 条，三七 30 g，血竭 30 g，紫河车 100 g，陈皮 12 g，土鳖虫 10 g，甘草 7 g。上药共研细末，装胶囊，每次 4 粒，每日 3 次，连续服用 3～6 个月。

活血化瘀中药具有疏通血行、祛瘀通滞而使血脉畅达的作用。现代药理研究表明,活血化瘀药物能抑制血小板聚集,抗血栓形成,降低血液黏度,纠正脂肪代谢紊乱状态,有效降低高血脂,防止脂质在髓腔内的堆积。由此可知,活血化瘀中药能够改善骨内血流动力学、血液流变学状态及微循环指标,打破参与骨内高压发生、发展的恶性循环,从而显著降低缺血状态。通经活络、消肿止痛的药物,可加速血液流通,改善微循环,促进骨内血管再生。补益肝肾、强筋壮骨的药物,给骨细胞提供一个良好的内外环境,提高人体免疫力,维护和增强了骨细胞的活力,可加速死骨的吸收和新骨的再生,缩短修复时间,阻止和延缓股骨头坏死的发生和发展。

治疗提示:在治疗期间,应避免不合理的负重,对于急性进展期的患者,可配合下肢牵引制动,缓解疼痛,以利于血管再生及新骨形成,提高治愈率,同时配合局部手法按摩,可防止肌肉萎缩、关节僵硬等后遗症的发生。

股骨头坏死如何进行营养调理

目前患有股骨头坏死的患者比较多,有的患者只是认为单一的治疗和功能性锻炼就可以,有专家提示:股骨头坏死患者要进行一定的营养调理,这样恢复比较快。缺血性股骨头坏死的病人,建议补充钙、磷,因为股骨头坏死大多数都合并有骨质疏松、骨小梁结构缺钙,从而造成体内的钙和磷代谢失常。单纯补钙的药物有:活性钙冲剂、钙片、高效钙等。也可以从饮食中补充钙、磷。含钙量高的食物有:豆腐干、腐竹、素鸡、牛奶、鸡蛋等。含磷量高的食物有:鸡蛋、蚕豆、油豆腐、蘑菇、鱼类、牛肉等。不仅要补充体内每天需要的钙、磷量,还要补充骨坏死区的用量,通过新陈代谢,调节钙、磷在体内的吸收,起到增强体质的作用。

金方荣
内外兼治股骨头坏死

金方荣,供职于浙江省金华市中医骨病研究所(邮政编码 321000)。

股骨头缺血性坏死的发病率近年来逐渐升高,属于世界医学科学界的疑难病之一。金方荣经过40多年的研究、临床实践,总结、形成了一套治疗股骨头坏死的独特方法。

(1)内服"健骨散",该药主要由血竭、鹿茸、海马、红花、乳香、没药、骨碎补等组成,共研末。成人每次3 g,每日3次,饭前半小时,用温开水冲服。儿童、老人酌减。

(2)外贴"骨炎膏",每次熔化后,贴敷腹股沟和臀部等痛点处,隔3天换一次。

此外,对症使用中药内服;患肢有挛缩者,配合牵引、推拿治疗;患肢避免负重行走半年到1年,平常加强髋、膝关节运动的功能锻炼。

多年临床实践证明,"健骨散"具有行气活血、补骨生髓、疏经通络等功效;"骨炎膏"具有软化瘢痕、通经活络止痛、缓解软组织痉挛、消除粘连、减轻股骨头周围内压过高的应力平衡失调的作用。金方荣认为,内外兼施,打破了股骨头坏死的恶性循环,改善了股骨头以及周围的血供,刺激了其再生功能,达到较快治愈股骨头坏死的目的。

金方荣的临床观察提示,对股骨头坏死早期、中期的患者,治疗2~3个月后,多数患者的疼痛完全消失或明显减轻,功能完全恢复或基本恢复;对于晚期患者,上述治疗可以缓解疼痛,改善部分功能。

金方荣强调,股骨头缺血性坏死的早期正确诊断及对症治疗,不但可以及时控制病变的发展,保存关节功能,避免髋臼变形、破裂、半脱位、僵硬、畸形和残疾,而且早期诊断、早期治疗还具有医疗费用低、疗程短、治愈率高等特点。

开 翔

多方措施　综合治疗

开翔,供职于郑州市河南中医学院第一附属医院(邮政编码 450000)。

股骨头坏死多由股骨头上端的血液供应障碍所致,开翔认为属于中医"髋骨痹"范畴,与"瘀""痹"的表现相一致。本病多由肾气亏虚、瘀血内阻、风寒湿侵袭所致。治宜补肝益肾、散寒祛湿、益气养血、活血化瘀,以使气血通达、精血旺盛、肝肾得养、筋骨得充,达到筋骨壮健、气血充盈而病愈。开翔因病因人施行辨证施治,分型用药,同时配合下肢牵引、导引等方法,内外兼治,取得了较好的效果。

一、分型辨治

(1)创伤型:为外伤气血、恶血留内、瘀阻于髋,治宜补益肝肾、养血活血、理气止痛,方选三痹汤化裁,药用独活、秦艽、川芎、生地黄、茯苓、杜仲、牛膝、川楝子各 15 g,防风、香附各 12 g,细辛 3 g,当归、党参、生黄芪各 30 g,赤芍、续断各 10 g,肉桂、甘草各 6 g。

(2)寒湿型:由寒湿侵袭而致。偏于寒者,以刺痛,得温而减为特点;偏于湿者,以重着、疼痛持续为特点。治疗总则为补益肝肾、散寒祛湿,方选独活寄生汤加减,药用独活、秦艽、川芎、牛膝各 15 g,桑寄生、当归、丹参各 30 g,防风、赤芍、茯苓、草薢各 12 g,桂枝、木香各 10 g,细辛 3 g,甘草 6 g。偏寒者,酌加温经散寒、祛瘀止痛之品;偏湿者,可加行气活血、利湿之药。

(3)内损型:多由长时间、大剂量服用激素以及酗酒所致,火热劫血,气滞血瘀。治宜补益肝肾、益气活血,方选二仙汤加味,药用仙茅、仙灵脾、巴戟天、当归、牛膝、白术各 15 g,生黄芪、鸡血藤各 30 g,川芎、黄柏、路路通各 10 g,木瓜 12 g,甘草 6 g。

(4)肝肾两虚型:多见于老年患者,股骨头严重变形坏死,为股骨头坏死重症。治宜重补肝肾,方选滋阴复骨汤加减,药用生地黄、麦冬、牡丹皮、牛膝、龟甲胶、枸杞各15 g,玄参、丹参各30 g,知母12 g,盐炒黄柏、猴骨各10 g,甘草6 g。

以上内服中药治疗,每日1剂,8周为1个疗程。

二、辅助治疗

(1)牵引:用宽松下肢牵引带,对单髋或双髋行持续牵引,每日2～3次,每次1～2小时,重量3～8 kg。

(2)导引:患者仰卧于床上,做屈髋、旋转、绕圈等动作,动作要缓慢,注意吐纳呼吸,要求意守丹田。

三、注意事项

(1)一旦发现确诊本病,应该尽早治疗,以减轻伤肢病残程度。

(2)治疗期间强调卧床休息,需要行走时应用双拐,以减轻髋关节负重,避免股骨头塌陷及加重髋关节功能障碍。

(3)心理上要树立战胜病魔的信念,做到医患合作。

股骨头坏死不要吃什么

忌食高脂肪食物(如牛肉、猪肥肉等)以及过于酸、碱、咸的食物和人工合成的食物、腌渍类食物、油煎油炸食物;忌食甜味食品,如甜饼、甜点心、糖果、冰激凌、巧克力等;少食胡椒、辣椒,忌食或少食西红柿、菠菜、苋菜、茭白、茄子、土豆等;忌饮酒类和碳酸性饮料,少饮浓茶及咖啡;忌食贝壳类、干果、有味精等添加剂和防腐剂的食品。

李峻辉

立论肾主骨 补肾活骨方

李峻辉，供职于云南省昆明市成都军区昆明总医院（邮政编码 650021）。

《内经》曰："肾主身之骨髓……其充在骨。"肾气、肾精充盈才能健骨生髓。股骨头缺血性坏死，因气血不通、瘀滞而产生瘀血，经络受阻，气血运行不畅，最终导致筋骨失养而成。激素诱导的股骨头缺血性坏死与肾阳虚有密切关系。

中药补肾活骨方是李峻辉多年来治疗股骨头缺血性坏死的基础方，在临床上获得较好疗效。该方以鹿角片、熟地、桂枝、丹参、苏木、骨碎补、透骨草、土鳖虫、山楂等药物组成，组方原则以活血化瘀、温阳益肾为主。现代中药研究表明，活血化瘀药物能调节血液流变特性，改善微循环；还能降血脂，减轻组织对缺血再灌注损伤。而温阳益肾又通过提高机体内分泌功能，增加体内性激素水平，达到抑制骨吸收，增加骨形成，进一步预防及治疗股骨头坏死的作用。

李峻辉认为补肾活骨方具有全身调节治疗作用，既能改善血液循环，还能降低血脂，通过改善毛细血管通透性，纠正脂质代谢紊乱，防止脂质在髓腔内堆积，降低骨内压，从而中断骨内压增高、微循环障碍致缺血性坏死的恶性循环，达到标本兼治的目的。实验结果也显示，通过中药治疗，可明显改善激素性模型家兔血液流变学和血脂指标，为补肾活骨方预防及治疗股骨头坏死提供了一定的理论和实验依据。

刘又文

辨证论治是基础

刘又文,供职于河南省洛阳正骨医院正骨研究所(邮政编码 471002)。

中医文献没有对股骨头缺血性坏死的记载。刘又文认为,从形态及病变机制上,该病似属《内经》"骨蚀"、"骨痿"之范畴;从症状体征上,又与"痹证"相类似。认为其病因有跌仆损伤、六淫邪毒、酗酒过度和先天不足等,而病机主要为肾元亏虚、气滞血瘀、湿热侵淫。而脏腑辨证,则当责之于肾。

刘又文提出根据治病求本的原则,针对病因进行辨证治疗。

(1)创伤引起的缺血性坏死,多因外伤导致脉络瘀阻,骨失所养而坏死,治宜活血化瘀、行气止痛,方用复元活血汤(柴胡 15 g,瓜蒌根、当归各 9 g,红花、甘草、穿山甲各 6 g,大黄 30 g,桃仁 9 g)加厚朴、枳壳。

(2)激素引起的股骨头缺血性坏死,为湿热内蕴与宿痰相搏,流于脉络而发病,治宜清热利湿、活血化瘀,方用清营汤(犀角 2 g,生地黄 15 g,元参 9 g,竹叶心 3 g,麦冬 9 g,丹参 6 g,黄连 5 g,银花 9 g,连翘 6 g)加茯苓、牛膝。

(3)酒精中毒性股骨头坏死,多因肾阳亏虚,主骨生髓功能减弱,酒浊之物充斥脉络而发病,治宜温补肾阳、活血化瘀,方用右归丸(熟地 240 g,山药 120 g,山茱萸 90 g,枸杞 120 g,鹿角胶 120 g,菟丝子 120 g,杜仲 120 g,当归 90 g,肉桂 60~120 g,制附子 60~180 g。配制蜜丸服,每丸约重 15 g,早、晚各服 1 丸,开水送服;或按原方用量比例酌情增减,水煎服)加仙灵脾、巴戟天。

(4)小儿股骨头缺血性坏死,病起先天不足,肾阴亏损,肾之主骨藏精生髓功能失司而发病,故治宜填精补髓、强壮筋骨,佐以活血化瘀,方用六味地黄汤(熟地黄 24 g,山茱萸 12 g,山药 12 g,泽泻 9 g,茯苓 9 g,丹皮 9 g)加鹿角胶、龟甲。

以上中药治疗,对早期股骨头缺血性坏死患者作为主要的治疗方法,对中期患者作为辅助治疗方法。

补肾药物在股骨头坏死治疗中的位置

中医学在长期临床实践以"肾主骨"的理论指导下,认为骨疾多为肾气虚,治骨要补肾成了治疗骨骼疾病的一条重要途径。现代医学研究也证明了治骨为什么要补肾,如补肾对骨骼的组织结构具有明显的影响。

(1)补肾药可加强成骨细胞的活性,能增加成骨细胞的数量。

(2)补肾药能增强网状内皮系统的功能,维持体内免疫功能的相对稳定,尤其是提高非特异性免疫力。

(3)内分泌系统对骨骼的生长、发育和修复有密切关系,补肾药能促进其功能,特别是肾上腺皮质激素、生长激素和性激素的分泌,直接影响到骨骼的生长和修复。股骨头坏死一定要补肾,常用的处方为六味地黄汤加减。

(4)股骨头坏死是由诸多错综复杂的因素引起的机体的生理病理变化,直接影响到重要器官,如肝、肾、脾、胃、肠气化功能,补肾药在临床上的应用,直接推动了这些脏器奋发向上"正常履行其职责"的力量。补肾药也可缓解因制动引起的全身性脱钙和患部被致炎因子作用后因循环障碍引起的局部破坏性失钙。治骨先培补肾源的理论如今已普遍被医学界所认识和接受。

沈朝萍
中医综合论治

沈朝萍,供职于山东中医药大学附属医院(邮政编码 250011)。

沈朝萍采用中药治疗为主,结合外治法,治疗股骨头坏死获得满意疗效。

一、辨证施治

(1)气滞血瘀型:症见髋部疼痛,夜间加剧,刺痛不移,关节屈伸不利,舌黯有瘀点,脉弦或沉弦。治以行气活血化瘀为主。方用桃红四物汤(熟地 15 g,川芎 8 g,白芍 10 g,当归 12 g,桃仁 6 g,红花 4 g)加减,刺痛加制乳香、没药、土鳖虫、酒大黄,胀痛加紫苏梗、厚朴、香附、枳壳,肠胃有热加黄连、大黄。

(2)风寒湿痹型:症见髋关节疼痛,疼痛与天气变化有关,关节屈伸不利,伴麻木,喜热畏寒,舌苔薄白,脉弦滑。治以温经通痹为主,方用独活寄生汤(独活 9 g,寄生、杜仲、牛膝、细辛、秦艽、茯苓、肉桂心、防风、川芎、人参、甘草、当归、芍药、地黄各 6 g)加减。

(3)气血虚弱型:症见髋部刺痛,喜按,筋脉拘急,关节不利,肌肉萎缩,伴心悸气短、乏力、面色不华,舌质淡白,脉细弱。治以补气养血为主,方用四物汤(当归 10 g,川芎 8 g,白芍 12 g,熟地 12 g)加减。

(4)肝肾不足型:症见髋痛隐隐,绵绵不休,关节强硬,伴心烦失眠、口渴咽干、面色潮红,舌质红,脉细弱。治以补益肝肾、养血和血,方用知柏地黄汤(熟地 24 g,山茱萸 12 g,山药 12 g,泽泻 9 g,茯苓 9 g,丹皮 9 g,知母 60 g,黄柏 60 g)加减。

以上4型,均可同时配服自制四虫片(药物成分为全蝎、蜈蚣、土鳖虫、地龙)。

二、熏洗外治

部分患者在服用中药的同时,配合外洗法。外洗药物由骨碎补、苦参、虎杖、桂枝、泽兰、益母草、野颠茄组成。每味药先从小剂量开始,如每味药 30 g,病情允许时再逐渐增加剂量。使用时,先用清水浸泡药物 30 分钟,再煮沸 20 分钟,取药液 1 500 ml 左右,将双侧足踝先熏后洗,每次 60~90 分钟。每日 1 次,每剂药连用 3 天。如身体能适应,可逐渐增加药液量,并加熏洗髋关节,有条件行全身药浴喷熏更好。

三、点穴按摩

部分患者在内服药的同时,进行局部穴位按摩,以达到舒筋活血、温经通络的目的。选穴以双侧肾俞、气海俞为主,并根据临床症状,按十二经的循行路线选阿是穴,如患侧关节疼痛、乏力的部位等,以轻柔慢按的手法进行。每次不超过 30 分钟,每日 1 次,一般 2 个月内即可见效。

防骨质疏松哪些药不能吃

骨质疏松并不全都是缺乏钙或维生素 D 引起的,有些药物也会使人体矿物质代谢异常,长期服用会造成骨质疏松,医学上称为药源性骨质疏松。如果您经常吃以下几种药物,最好到医院检查一下骨密度,以防止发生骨质疏松症。

(1)抗癫痫药:如苯妥英钠、苯巴比妥等药物,可影响胃肠道对钙质的吸收,促使维生素降解,易引起低钙血症,进而引发骨质疏松和自发性骨折。

(2)抗凝血药:如肝素等,可促使骨骼中胶原溶解,抑制体内特种蛋白酶,导致骨质疏松。

苏继承
中医药辨证论治

苏继承,辽宁省海城市正骨医院副主任医师,从事苏氏正骨法的整理研究以及骨伤科临床工作(邮政编码 114200)。

现代医学将股骨头缺血性坏死分为创伤性股骨头坏死、非创伤性股骨头坏死(特发性股骨头坏死)、儿童性股骨头坏死3大类。苏继承认为,无论何种原因导致股骨头坏死,都可发生血液循环障碍,形成股骨头局部缺血。肝肾亏虚,气血不足,精血两亏。肝血虚,肾精亏,精亏不能生髓,髓少无力养骨,股骨头失其气血精髓之濡养,而致痿软不坚,枯竭坏死。苏继承根据中医"肝主筋"、"肾主骨"、"精血相互资生"、"精足则血旺"的理论,针对股骨头缺血性坏死由"缺血"导致"骨痿"的病理改变,提出了活血与补肾并重的标本兼治原则,活血化瘀以使瘀阻畅通,改善因股骨头静脉回流受阻而引起的疼痛、肿胀等症状;补肾生精填髓以使坏死骨组织修复,功能得到改善。

基本方药:熟地20 g,生地15 g,泽泻10 g,山茱萸、枸杞子各20 g,山药10 g,肉苁蓉15 g,淫羊藿10 g,黄芪、当归、川芎各25 g,白芍、穿山甲、丹皮各10 g,丹参30 g,红花、杜仲、续断各10 g,骨碎补15 g,伸筋草10 g,甘草5 g。

随症加减:气滞血瘀,髋部疼痛,关节屈伸不利,加续断至15 g,牛膝25 g,郁金10 g;兼见便秘者,加大黄5~10 g。风寒湿痹,天阴变冷,疼痛加重者,加羌活、独活、五加皮各15 g,伸筋草25 g。痰湿型,关节漫肿,痛处不移者,加半夏、苍术各10 g,鸡血藤30 g,秦艽15 g。气血亏虚,肌肉痿缩,心悸气短者,加白参25 g,白术、阿胶各15 g,熟附子5~10 g。肝肾阴虚,加龟甲60 g,生地25 g,玄参20 g。肝肾阳虚,加巴戟天15 g,补骨脂10 g;下肢肌肉抽搐、疼痛,加天麻15 g,钩藤、木瓜各10 g。

许建安
早期补肾与通络

许建安,江苏省中医院(南京中医药大学附属医院)主任医师(邮政编码210029)。

非创伤性股骨头缺血性坏死是由于不同的病因破坏了股骨头血液供应,导致的骨质坏死,是临床常见病之一。早期发现、早期治疗,可以避免病情发展,降低致残率。许建安采用中药汤剂治疗早期非创伤性股骨头缺血性坏死,获得了满意疗效。

治疗方法为内服中药补肾通络汤,药用川芎10 g,川断10 g,狗脊10 g,桑枝12 g,独活12 g,地龙10 g,土鳖虫10 g,仙灵脾15 g,鹿衔草12 g,秦艽10 g,蜈蚣2条,生草5 g。热重加黄柏6 g,知母10 g;阴虚加枸杞子15 g,生地10 g;湿重加苍术6 g,白术10 g;气滞加陈皮6 g,炒枳壳6 g。每日1剂,水煎分2次服,30天为1个疗程。服药期间,停服其他辅助治疗药物,患髋应严格避免负重。

近年来通过对股骨头缺血性坏死的深入研究,许建发认为中医学的"血瘀证"与血液的高凝聚状态及生化改变有着密切相关,因此把本病归属于中医学之"血瘀"范畴。经脉瘀滞,病久则肾虚骨枯,"气为血帅,血为气母,气行则血行,气滞则血瘀,通则不痛,不通则痛",骨气血瘀久,经脉瘀滞则骨失濡养。肾主骨,瘀不去则新不生,瘀久则肾亏,肾亏则髓减骨枯,见跛行、下肢乏力甚至不能行走。

基于以上认识,许建安提出了补肾壮骨、活血通络的治疗原则,自拟补肾通络汤。方中以川芎活血行气、祛风止痛,可抑制血小板聚集、扩张血管、降低血液黏稠度、改善微循环,因此可以改善股骨头微循环;川断补肝肾、强筋骨、续折伤,可以镇痛,提高免疫功能;狗脊、仙灵脾、鹿衔草补肝肾、强筋骨、祛风止痛;仙灵脾、鹿衔草还具有提高免疫功能、扩张血管、加快血液循环的作用;秦艽、桑枝、独活可祛风湿,止痹痛,具有抗炎镇痛之功效；地龙活血通络，土鳖虫破瘀血、续筋骨，两者具有抗凝血、纤溶、降低血黏度的功效；蜈蚣息风止痉、通络止痛，还可镇痛抗炎；甘草缓急止痛，又有调和诸药之功。诸药合用能活血化瘀、祛瘀生新，使骨中之脉络复通，股骨头有精血濡养，共奏补肾壮骨、活血通络之功。

股骨头坏死后如何锻炼才能有助于后期康复

股骨头坏死后如何锻炼才能有助于后期康复呢？每个患者的病情不同，后期的治疗以及锻炼注意事项也不一样。

(1)股骨头坏死进展期，患者只适于床上的髋关节功能锻炼，不适于大量行走锻炼，跑步锻炼就更不行了，会造成股骨头迅速塌陷。这个阶段必须要拄双拐，免负重、全休息，在床上进行髋关节功能锻炼和预防大腿肌肉萎缩的抬腿锻炼。

(2)股骨头坏死早、中、晚三期要遵循动静结合的锻炼原则。动静结合原则要求局部限制运动，全身其他部位运动，就是限制股骨头局部的活动，使股骨头不受身体的压力，让全身其他关节肌肉运动，以预防各个关节粘连形成的骨性关节炎和肌肉萎缩。

(3)股骨头坏死修复期必须及时去掉拐杖行走，如果不去掉双拐行走，股骨头坏死恢复速度反而减慢，大大拉长了治疗的全过程，浪费时间和金钱。刚刚开始锻炼每次行走距离不要过长，以感觉到微有疲劳为宜，每一天可以多走几次。强行继续行走锻炼就会出现髋关节疼痛症状。

股骨头坏死患者掌握正确的锻炼方法和锻炼时机是十分重要的。

杜丽萍

早期非手术治疗

杜丽萍，供职于黑龙江中医学院附属医院骨科（邮政编码 150000）。

股骨头缺血性坏死好发年龄为30~50岁，以男性多见。杜丽萍认为，由于本病早期症状轻微，X线变化不明显，故容易漏诊，以致失去早期治疗良机。进展到晚期而使股骨头发生塌陷、变形，出现严重骨关节炎时，治疗将十分困难。因此，杜丽萍强调，早期诊断是治疗的关键。

在治疗方面，杜丽萍认为，早、中期多采用非手术疗法，常用方法有：

1. 关节腔内药物注射

应用中药"骨蚀灵"针剂，配合局部麻醉进行关节腔内注射，可清除致痛物质，促进充填于腔内的无定形物质的吸收，并促进毛细血管内巨噬细胞由正常血供的骨髓侵入坏死的骨髓，促进新生骨的覆盖；配合钻孔减压，以打开股骨头髓腔的封闭状态，降低骨内压，增加血流，改善股骨头的血液循环。

2. 中药治疗

以活血化瘀为主，常用中药如鸡血藤、川芎、当归、赤芍，配合补气血、养肝肾，如党参、黄芪、白术、丹皮等药，这些药物具有抑制血小板聚集，降低血小板表面活性，改善血运，促进血流加快，改变组织营养等功效。养肝补气药均能增强网状内皮系统的吞噬功能，有利于骨及软骨面的修复。

杜丽萍指出，上述方法对早期股骨头无菌性坏死有效，治疗痛苦小，患者乐于接受，效果满意。但如果股骨头坏死达中晚期，则不能单纯以保守方法为主要治疗手段，应针对患者的不同年龄、不同病情，采用不同的手术治疗方法。

黄俊卿
辨证分期分型治疗股骨头无菌性坏死

黄俊卿，供职于河南中医学院（邮政编码 450003）。

股骨头无菌性坏死是一种常见病、疑难病，中医称为"髋骨痹"，也有人称为"骨蚀"。其病变发展成退行性关节炎，往往导致髋关节功能丧失。现代医学多采取滑膜切除、钻孔减压、截骨、带血管蒂骨移植、血管束植入、髋关节置换等手术治疗，远期效果不甚满意。多年来，黄俊卿在成人股骨头坏死的诊治方面积累了丰富的经验，采用非手术综合疗法治疗成人股骨头无菌性坏死，取得了较为满意的效果。

一、病因病理

股骨头无菌性坏死的形成有因外来暴力作用于髋部致髋关节脱位、股骨颈骨折或髋关节周围软组织严重损伤，或反复使用粗暴手法整复，进一步加重损伤，骨内外血脉破裂，股骨头失去正常濡养，或离经之血不能消散形成瘀血，阻塞经络，压迫脉道，导致股骨头缺血而成；或因风寒湿邪乘虚侵袭，滞留髋部关节致血气凝滞不通，失其温煦，骨节失养而成髋骨痹；或因过食肥甘厚味或长期酗酒，损伤脾胃，运化失职，湿热痰饮内生，阻塞经脉，血行不畅，骨失其养而发病；或因年老体弱，肾气不足，精髓亏乏，水不涵木，肝肾精血两虚，股骨头得不到濡养而坏死；或因长期大量服用糖皮质激素或非甾体类消炎镇痛药物，导致血液凝固性和黏度增加，微循环灌注量下降，股骨头血流量减少，骨细胞因缺氧发生变性而坏死。

二、辨证内治

按照本病的发展规律，参考法国 Sabefier 大学 Fieat 教授的分型方法，黄俊卿结合临床,分为初、中、晚 3 期以及中医 7 个证型。

1. 初期

有明确外伤史,或长期使用激素类药物,或有过度运动史。髋部疼痛,轻度跛行,活动后加重,休息后缓解。

(1)损伤瘀滞型:有外伤史或过度活动史,髋部疼痛由轻而重,有时呈刺痛,拒按,向膝部放射,轻度跛行。舌紫黯或有瘀点,苔薄白,脉弦涩。治以活血祛瘀,用桃红四物汤(当归 12 g,川芎 8 g,白芍 10 g,生地 15 g,桃仁 6 g,红花 4 g)加减。

(2)气滞血瘀型:无外伤史,服用激素类或消炎镇痛类药物后发病,髋部刺痛,痛有定处,时轻时重,夜间加重,跛行。舌质紫黯或有瘀斑,脉细涩或沉弦。治以活血祛瘀、散瘀止痛,用正骨紫金丹(丁香 1 份,木香 1 份,血竭 1 份,儿茶 1 份,熟大黄 1 份,红花 1 份,牡丹皮半份,甘草 1/3 份)加减。

(3)寒湿阻滞型:髋部持续性重着疼痛,患肢冰凉,得热痛减,畏寒怕冷。舌淡胖,苔白腻,脉沉缓或沉细。治以温阳散寒,利水渗湿,用麻桂温经汤(麻黄、桂枝、红花、白芷、细辛、桃仁、赤芍、甘草)加泽兰、木通、茵陈、泽泻、山楂等。

2. 中期

髋部疼痛加重,跛行明显,髋关节轻度屈曲,内收畸形,外展内旋活动受限,负重后疼痛明显加剧,休息后减轻。

(1)经络痹阻型:髋部疼痛向膝部放射,患肢麻木,肌肤不仁,筋脉拘急。舌质淡红,略有瘀点,苔薄白,脉弦紧。治以舒筋活络,用健步虎潜丸(龟胶、鹿角胶、狗骨、何首乌、川牛膝、杜仲、锁阳、当归、熟地、威灵仙各 2 份,黄柏、人参、羌活、白芍、白术各 1 份,大川附子 1 份半,蜜糖适量。共为细末,炼蜜为丸如绿豆大。每服 10 g,空腹淡盐水送下,每日 2~3 次)合黄芪桂枝五物汤(黄芪 12 g,芍药 9 g,桂枝 9 g,生姜 12 g,大枣 4 枚)加减。

(2)肝肾亏虚型:髋部疼痛,下肢乏力,腰膝酸软,头昏耳鸣,精神委靡不振,关节屈伸不利。舌淡红、苔薄或少苔,脉沉细无力。治以补肝肾,强筋骨,用独活寄生汤(独活 9 g,寄生、杜仲、牛膝、细辛、秦艽、茯苓、肉桂心、防风、川芎、人参、甘草、当归、芍药、地黄各 6 g)加减。

3. 晚期

髋部疼痛较甚,下肢短缩,跛行明显,大腿及臀部肌肉萎缩,各项活动均受限。

(1) 气血两虚型:髋部疼痛,面色萎黄,倦怠乏力,纳差,气短懒言。舌淡白,苔薄,脉虚细无力。治以益气养血通脉,用生血补髓汤(生地 12 g,芍药 9 g,川芎 6 g,黄芪 9 g,杜仲 9 g,五加皮 9 g,牛膝 9 g,红花 5 g,当归 9 g,续断 9 g)加减。

(2) 筋骨萎弱型:髋部酸楚疼痛,下肢痿软无力,跛行。舌淡,苔薄白,脉沉弦无力。治以填精益髓、补肾壮骨,自拟方(熟地、淫羊藿、巴戟天、首乌、骨碎补、狗脊、菟丝子、肉苁蓉、牛膝、续断、鹿角胶、山萸肉、陈皮等)加减。

三、其他治疗

(1) 牵引:患者仰卧位,行持续皮肤牵引或用下肢牵引套牵引,牵引重量 4~6 kg。

(2) 中药离子导入:药用当归 3 g,威灵仙 3 g,川椒 25 g,生南星 12 g,制马钱子 5 g,透骨草 3 g,土鳖虫 12 g,红花 10 g,制乳没各 10 g,紫荆皮 15 g,大黄 10 g,冰片 6 g,丁香 6 g,川牛膝 12 g,苏木 12 g,细辛 6~9 g,无名异 15 g,莪术 10 g。将上述中药煎煮 30 分钟,去渣取药液加入冰片,装瓶中备用。使用时将纱布浸透药液置于离子导入机正极,放在患侧腹股沟中点,每次治疗 20~30 分钟,每日 1 次。

(3) 手法治疗

循经点穴:点按足阳明胃经、足少阳胆经、足太阳膀胱经分布在患髋及下肢的穴位。

松解软组织:依次使用按、摩、提、拿、搓、揉法,松解患髋关节周围肌肉。

弹拨内收肌群:患者仰卧,髋关节外旋外展,术者用拇指指腹弹拨内收肌群。

推揉髂胫束:患者侧卧,患肢在上,术者用掌根部推揉髂胫束。

(4) 中药外治:中药外治方法很多,如药浴、熏洗、膏药、熨贴等,都有一定疗效。治以温通、活血、消肿止痛,常用自拟外洗方,药用刘寄奴 15 g,当归 30 g,赤芍 15 g,无名异 15 g,透骨草 30 g,伸筋草 30 g,鸡血藤 50 g,五加皮 30 g,乳没各 10 g,细辛 10 g,三棱 10 g,防风 15 g,秦艽 15 g,川草乌各 10 g,桂枝 10 g。上述药物用布包,煎煮 30 分钟,热敷髋部;也可水煎熏洗,每日 1 次。

李国衡
辨证施治股骨头无菌性坏死

李国衡,上海市骨伤科研究所主任医师、教授(邮政编码 200025)。

股骨头无菌性坏死是骨伤科较为棘手的病症。现代医学认为,一旦明确诊断,应予手术治疗。但临床上多数患者不愿接受手术,而且有的病例即使手术,功能恢复仍不理想。李国衡治疗本病,积累了丰富的经验,形成了自己的诊疗特色。

一、发病机制

股骨头血供主要来自旋股内、外动脉,经关节囊形成囊内动脉环维持股骨头的血液循环,由于外伤等因素引起股骨头血供障碍,发生缺血性改变导致无菌性坏死;如股骨颈骨折或髋关节脱位发生缺血性无菌性坏死;或因应用过量激素导致血凝,脂肪代谢紊乱造成微血管栓塞而致坏死。李国衡认为本病外因为跌仆挫伤,气滞血瘀,内因为肝肾亏损。肾主骨生髓,肝主筋藏血,肝肾亏虚,筋脉失养,故见骨质坏死;筋骨枯萎,屈伸不利,络脉阻塞,不通则痛。

二、诊断要点

髋内或膝部疼痛;跛行;患腿轻度内收畸形;分髋试验阳性;髋部腹股沟内压痛。

X线片早期:髋关节间隙变窄,股骨头外上方骨密度增高;中期:股骨头呈囊性缺损区,发生塌陷,股骨头变扁;后期:股骨头密度均匀,有清晰的骨小梁形成,股骨头扁而大呈现蕈状。

三、辨证施治

早期髋部疼痛,局部微肿,活动受限,舌苔黏腻,脉滑数者,为瘀湿交错,郁而化热。

治宜化瘀浊兼清湿热,方以三妙汤加味,药用黄柏9g、苍术9g、川牛膝9g、丹皮9g、生甘草6g,水煎服。

坏死期骨节变形,筋萎髓枯,瘀血阻滞,脉络不通者,治宜活血化瘀为主,瘀去骨生。气为血帅,化瘀必须理气,故以理气化瘀汤主之,药用当归、郁金、泽兰、苏木、大黄各6g,赤芍、制香附各9g,红花、青陈皮各3g,甘草4g,水煎服。

瘀化之后局部痛减,久病正气不足者,当以和营扶正,大补骨髓,活血补髓汤主之,药用当归9g,生熟地各9g,赤芍9g,川芎4.5g,红花6g,山药9g,丹皮6g,肉桂4.5g,补骨脂9g,续断9g,仙灵脾9g,甘草3g,生姜3片,大枣3枚,水煎服。

外以艾条灸或接骨膏(五加皮2份,地龙2份,乳香1份,没药1份,土鳖虫1份,骨碎补1份,白及1份,蜂蜜适量)外敷。

后期坏死骨区渐有新生,据肾主骨生髓之理,宜补肾壮骨,可服六味地黄丸(熟地黄24g,山药12g,山茱萸12g,泽泻9g,茯苓9g,丹皮9g,炼蜜为丸),健步虎潜丸(龟胶、鹿角胶、狗骨、何首乌、川牛膝、杜仲、锁阳、当归、熟地、威灵仙各2份,黄柏、人参、羌活、白芍、白术各1份,大川附子1份半,蜜糖适量)各9g,分2次吞服。

【典型病案】

例1 赵某,女,51岁。1999年8月21日就诊。患者右髋痛月余,加重1周,无外伤史,但有激素治疗史,X线片示右股骨头呈现斑状点稀疏透光区,为股骨头坏死。患者要求中药治疗,首取理气化瘀汤调治,继以活血补髓汤连服。外用接骨丹治疗。6个月后X线片复查示:股骨头斑点阴影消失,病人自觉症状消除。

例2 钱某,男,59岁。2000年3月就诊。患者右股骨颈骨折1年余。伤后三翼钉内固定,6个月后摄片骨折有愈合趋向,1年后X线片示股骨头无菌性坏死呈不全性,防其增变,内固定不能拔除。2000年初X线片示整个股骨头密度不均,有少许囊性改变,头上有塌陷。予以中药理气化瘀汤治疗2周后,改服活血补髓汤3个月,同时配合六味地黄丸等成药内服。2001年2月X线片复查,股骨头坏死区骨质囊性改变明显好转,患者经治疗1年,6个月拆除内固定,症状完全消失。

【按语】

以上两个病案是李国衡教授的学生、江苏省徐州市中医院卢树昌医师根据李教授经验治疗股骨头缺血性坏死的验案。

李国衡认为,中药治疗本症通常以理气化瘀治其标,继之活血补髓、滋养肝肾治其本。肝肾之气充沛,筋骨得以濡养,筋萎枯骨有望可愈。内外兼施,辨证论治,医患合作,坚持用药,是取得满意效果的关键。

股骨头坏死患者如何使用拐杖

1. 拐杖能有效地减轻下肢负荷,原则上用双拐。用上肢和手控制拐杖,适宜的高度是从足底到腋窝的高度,比身高少 40 cm,站立时从足小趾前外侧 15 cm 到腋下 2~3 横指的高度。

2. 扶拐杖行走的方法

(1)二点步行:右足和左拐,左拐和右足互相交替行走;

(2)三点步行:两拐和患侧足三点行走,健侧足独立行走;

(3)四点步行:先把左拐前移,后迈右下肢,再前移右拐,最后迈左下肢。

3. 注意事项

(1)上楼时,应先迈健侧下肢,后迈患肢,最后双拐再上去;下楼时,应先让双拐下,后下患肢,最后下健肢。

(2)如果需要用单拐时,切记必须将拐杖放在健侧腋下,并与患肢同时行走,这样可以消除患侧臀肌疲劳、减轻患髋的受力,并增加稳定性。

(3)如果需要用手杖,应注意手杖的高度,不能高于本人的左股骨头粗隆顶端。

(4)选择拐杖时以木制(水曲柳木较好)和金属制(铝合金)的最常用。要选择无裂隙、疤结等质优的拐杖,柄部要有足够的海绵保护。着力时要以手握拐杖横柄,不要把身体重量压在腋窝的拐柄区,以免造成"拐杖性腋神经麻痹"。使用拐杖的时间,要根据病情遵照医嘱进行。

林如高

不通则痛　活血化瘀

林如高，福建省福州市林如高正骨医院已故名老中医。

由于股骨颈囊内骨折或其他损伤，股骨头的血液循环发生障碍时，可引起股骨头无菌性坏死与骨不连接。一旦成年人发生这种情况，现代医学多主张采取手术治疗。虽然手术可恢复功能，但大多数疗效仍不理想，而且此类手术创伤较大，会给患者带来较大的痛苦。因此，股骨头无菌性坏死属于骨科的疑难病症。

体内出血或血液循环障碍皆属"瘀"。根据现代病理学观察，局部缺血、瘀血、出血、血栓形成都属于"瘀"的范畴，活血化瘀的中药有改善微循环以及使增生或变性的结缔组织康复的作用。依照这一原则治疗股骨头无菌性坏死，其机制是相同的。根据临床观察和X线表现，林老认为股骨头无菌性坏死不是一成不变的，应用"活血化瘀"药物改善其局部血液循环后，它将有一个修复代过程，因此不一定都需要手术治疗。

林老采用辨证内治结合外治的方法治疗股骨头缺血性坏死，取得良好效果。

一、辨证分期

林老以"内治之法，必须以活血化瘀为先，血不活则瘀不去，瘀不去则骨不能接"的理论为指导，在活血化瘀总的治疗原则下，按照病情发展的规律，根据不同时期的临床表现，提出了分阶段辨证的方法。

（1）急性期：患髋疼痛，肌痉挛，髋关节活动受限。X线表现：关节间隙变宽，股骨头的骨小梁较稀疏。时间大约4～6周。

（2）坏死期：患者髋部疼痛，肌痉挛加剧，肢体屈曲、内收，有轻度短缩，可出现创伤性关节炎症状。X表现：股骨头变扁，呈囊样改变，股骨变粗、变短，时间大约1年至1年半。

(3)恢复期：患者髋部疼痛、肌痉挛等症状缓解，但肢体有些内收、短缩，走路轻微跛行。X线表现：股骨头密度均匀增高，有的可出现较清晰的骨小梁，股骨头变扁、变宽，呈蕈状。

二、内治方法

林老认为，患者初诊时，由于股骨头血液循环障碍，局部瘀血阻滞，"不通则痛"，因而患者最迫切要求解除的问题是患髋疼痛。但是，血之运行主要靠气的推动，古人称"气为血帅"、"气行则血行"。因此，病初的1~2周，应予理气止痛。

经过第一阶段的治疗后，一般患者感到局部疼痛减轻，但髋部损伤并发股骨头无菌性坏死多发生于成年人，同时病史陈旧，长期卧床，有的甚至还动过手术，因为患者多见正气不足，血脉衰微。故此阶段必须以"和"、"补"为基础，在活血祛瘀方中加益气补血之品，以达到和营扶正、大补气血之目的。

在患者补足气血，改善营养状况后，即需强筋壮骨。"骨伤内动于肾，筋伤内动于肝"，此期宜调补肝肾，使坏死之股骨头得到气血之濡养，早日修复。另一方面，调补肝肾还可促进骨痂形成，使股骨颈骨折得以愈合。

1. 理气止痛

治以理气化瘀、活血止痛，选方理气化瘀汤（当归、郁金、泽兰、枳壳、苏木、大黄、醋元胡各6 g，槟榔、赤芍、制香附各9 g，红花、陈皮、甘草、青皮各3 g）和活血镇痛汤（白芍、骨碎补、生地、枸杞、当归、连翘、续断各9 g，三七、川芎、制乳香、制没药各4.5 g，桃仁、防风各6 g，炙甘草3 g，茯神12 g）交替使用。

2. 和营扶正

治以和营扶正、大补气血，选方跌打养营汤（西洋参3 g或党参15 g，怀山药、熟地、枸杞各15 g，当归6 g，白芍、黄芪、木瓜、骨碎补、续断、破故纸各9 g，砂仁、甘草各3 g，川芎、三七各4.5 g）、参茸大补汤（西洋参、鹿茸各3 g，制首乌、当归、川芎、破故纸、白芍、杜仲、续断、生地各9 g，肉桂1.5 g）。

3. 强筋壮骨

治以调补肝肾、强筋壮骨，方选跌打补骨丸（三七30 g，血竭30 g，五加皮60 g，杜仲90 g，骨碎补90 g，酒续断90 g，川红花60 g，苏木60 g，酒防风60 g，白芷60 g，当归尾60 g，桃仁60 g，白术90 g，酒大黄30 g，泽泻90 g，茯苓90 g，川芎30 g，扁豆60 g，枳壳60 g，广木香60 g，桔梗60 g，醋煅自然铜150 g。制成蜜丸，每丸重9 g，每次1丸，每日早、晚各1次,黄酒送服)。

三、外治疗法

清代吴师机认为:"外治之理,即内治之理。外治之药,亦即内治之药,所异者法耳。"林如高先生常用的外治法有外敷药散、摊贴膏药、涂擦按摩及药汁熏洗4种,依据患者不同情况,配合运用,以期促进局部的血液循环,改善股骨头血供。

1. 外敷法

接骨散(毛螃蟹煅焙灰90 g,狗骨煅灰120 g,穿山龙60 g,骨碎补90 g,煅自然铜90 g,沉香30 g,乳香、没药、透骨草各60 g,续断90 g,楠香240 g,地鳖虫、仙桃草、当归各30 g。共研成细末,用米酒、茶叶水各半调拌成糊状),每日敷1次,每次6小时,适用于股骨头无菌性坏死的急性期和坏死期。

活血散(乳香、沉香、没药各30 g,无名异、赤芍、血竭、桂枝、白芷、羌活、紫荆皮、续断、栀子、骨碎补各60 g,楠香150 g,三七30 g,五加皮90 g。共研成细末,用米酒、茶叶水各半调拌成糊状),每日敷1次,每次5小时,适用于股骨头无菌性坏死的急性期和坏死期。

舒筋散(五加皮、白芷各90 g,磁石、升麻、生川乌、生草乌、防风、丹皮、血竭、泽兰、苏木、煅自然铜、红花、羌活、独活、续断各60 g,木香45 g,楠香240 g,生大黄120 g。共研成细末,用米酒、茶叶水各半调拌成糊状),每日敷1次,每次6小时,适用于股骨头无菌性坏死的恢复期。

2. 贴膏法

将舒筋活络膏(当归、松节、豨莶草、双钩藤、海风藤、蓖麻仁各60 g,木瓜、蚕沙各30 g,穿山龙、五加皮各90 g。以上10味粗料,用茶油720 g、桐油240 g同入锅内熬炼,滤去药渣,再加以下6味细料:乳香30 g,没药30 g,蚯蚓干30 g,蛇蜕15 g,麝香3 g,炒黄丹480 g)摊在布上,温贴患处。

3. 涂擦按摩法

用舒筋止痛水(三七粉、归尾、三棱各18 g,红花30 g,生草乌、五加皮、木瓜、怀牛膝、生川乌各12 g,樟脑30 g。上药以70%乙醇1 500 ml或高粱酒1 000 ml浸泡备用)或风伤药水(五加皮、桑寄生、归尾、土牛膝、红花、防风、两面针、乌药、威灵仙、络石藤、白花风不动、莪术、生草乌、生川乌、泽兰、续断、三棱各15 g,樟脑30 g。上药以70%乙醇2 000 ml或高粱酒1 500 ml浸泡备用)涂擦,前者适用急性期、筋挛痛甚者。后者适用于后期髋关节酸痛者。可配合按摩手法顺筋理筋,以理筋活络。

4. 熏洗法

可将方药煎汤熏洗,即将洗剂放入锅内加半脸盆水,煎煮 30 分钟,滤取药汁,加适量黄酒或醋,先用蒸汽熏蒸患处,待温和时用纱布或毛巾蘸汁热敷。每日 1 剂,上下午各熏洗 1 次,每次 30 分钟。

或采用泡浴法,即将药物煎汤后浓缩成 250～300 ml 药水,另加黄酒 250 ml,倒入浴盆(盛水约 250 L),浸泡 20～30 分钟(水温夏天 25 ℃左右,冬天 30～35 ℃左右),每周 3 次,每次浸泡后按摩理筋。

常用化瘀通络洗剂(归尾、桑枝、续断、桃仁各 9 g,红花、川芎各 6 g,伸筋草、骨碎补、桑寄生、威灵仙、苏木各 15 g),适用于筋络挛缩酸痛、久伤蓄瘀作痛者。

林老指出,一般而言,急性期和坏死期的内治以理气止痛为主,外治用外敷、贴膏法;恢复期的内治以和营扶正、强筋壮骨为主,外治以涂擦按摩与熏洗为主,但要求根据病情需要灵活运用。

大量的临床实践证明,林老正骨经验方具有理气散结、活血祛瘀、消肿定痛、强筋壮骨之功效,应用于股骨头无菌性坏死,疗效确切。应用时,应注意辨证论治,不能盲目使用。另外,在急性期和坏死期,应强调患肢休息、避免负重。若不得已要起床时,须扶双拐行走。

【典型病案】

马某,男性,50 岁,军人。以左髋部跌伤 6 个月,患处酸痛,活动受限需扶双拐行走为主诉,于 1987 年 5 月 29 日到院诊治。X 线示左股骨颈骨折尚未愈合,并发左股骨头无菌性坏死。入院时患髋疼痛较剧,给予活血镇痛汤加减内服,林如高正骨水按摩理筋。2 周后给跌打养营汤加减内服,每周 3 剂,间或给予参茸大补汤 2～3 次。外治先用化瘀通络剂熏洗患髋,然后用林如高正骨水涂擦按摩,每日上、下午各 1 次,晚上敷活血散 6 小时,3 个月后患髋疼痛已明显减轻。同年 9 月 22 日 X 线复查:左股骨颈骨折已呈骨性愈合;左股骨头密度均匀,骨小梁较前清晰。给予跌打补骨丸内服,接骨散外敷,以及林如高正骨水擦洗按摩,同年 11 月 29 日复诊,左髋肿痛已基本消失,可弃拐行走,惟患髋活动尚未恢复正常。

孙材康

中药治疗股骨头坏死

孙材康,供职于河南省郑州市骨科医院(邮政编码 450052)。

根据肾主骨的理论,孙材康认为肾精亏虚,髓海不足,复受邪痹经络,瘀血内阻是本病的病机关键,故提出以活血化瘀、祛邪通络、益肾壮骨为基本治则。

孙材康在临床治疗中发现,中医分型与X线表现相一致。病变初期,股骨头坏死Ⅰ期者,股骨头外形完整,持重区有新月征,此期表现以实证为主,故治疗以活血化瘀、祛痰通络为主,药用当归、赤芍、乳香、没药、半夏、胆南星、牛膝、穿山甲、鳖甲、蜈蚣。病变发展,股骨头坏死Ⅱ期,持重区骨密度增高,其周围有点片状密度减低区或囊性改变而外形尚完整,关节间隙正常,临床症见虚实夹杂,而以实证为主,治疗在祛邪同时配以菟丝子、补骨脂、熟地、肉桂、黄芪之属补益肾精。病情缠绵,股骨头坏死至Ⅲ、Ⅳ期,股骨头变形,密度增高,甚或上移或半脱位,此期以肾虚为主,治以补肾填髓,辅以祛邪。总而言之,治疗股骨头缺血性坏死以活血化瘀、祛邪通络、补益肾精为基本治则,当根据病变之发展变化,各有侧重,扶正不忘祛邪,祛邪兼顾扶正。

为此,孙材康提出,采用以上治疗原则,分3型辨证论治Ⅰ、Ⅱ、Ⅲ期股骨头缺血性坏死患者。

(1)血瘀痰阻型:关节疼痛,轻度跛行,病程较短,脉弦滑,舌体稍胖,质黯或有瘀斑,苔白腻。X线摄片示股骨头持重区弧形透明带即新月征。治以活血化瘀、祛痰通痹,主要药物有当归、赤芍、乳香、没药、穿山甲、鳖甲、乌梢蛇、制蜈蚣、半夏、南星、牛膝、制马钱子。

(2)血瘀肾虚型:病程较长,关节疼痛,活动障碍明显,腰冷肢寒,舌胖、质黯淡,脉沉细。X线摄片揭示股骨头外形尚完整,关节间隙正常,但在股骨头持重区内骨质密度增高,其周围可见点片状密度减低区,甚至囊性改变。治以化瘀通痹、益肾壮阳,主要药物有制附子、半夏、肉桂、黄芪、补骨脂、熟地、穿山甲、鸡血藤、乌梢蛇、制马前子。

(3)阴阳两虚型:病程缠绵日久,以关节活动受限为主,疼痛不甚,兼有肾阴虚及肾阳虚的症状。X线表现为股骨头扁平塌陷,甚或出现半脱位。治以益肾填髓为主,辅以蠲痹通络,主要药物有附子、黄芪、肉桂、熟地、补骨脂、菟丝子、山萸肉、牛膝、鸡血藤、女贞子、枸杞子。

孙材康同时指出,老年患者肾精日亏,多骨质疏松,故病变之初即应多用益肾填髓之品,而慎用峻攻及毒性药物。

刮痧治疗股骨头坏死

股骨头坏死主要由于气血虚弱,局部血运不良,或因骨折后愈合不好造成局部血运不良,使骨股头因缺血而坏死。主要表现髋部疼痛或肿胀,疼痛可沿大腿内侧向膝部放射,髋部各方向活动均使疼痛加重。甚至髋部功能丧失不能站立而瘫卧于床。凡髋关节周围疼痛皆可进行刮痧治疗。

刮痧治疗取穴如下。

头部:全息穴区——额顶带后1/3、顶颞后斜带上1/3(对侧)。

背部:督脉——命门至腰俞;膀胱经——双侧肾俞。

下肢:胆经——患侧环跳、风市;胃经——患侧髀关至伏兔;肝经——患侧膝关;肾经——患侧复溜、照海。

可同时配合以下药物治疗:

(1)小活络丹,大活络丹。

(2)大枣20枚,瓜蒌30 g,龙骨30 g,鹿角霜30 g,水煎取汁服,每日1次。

滕义和

辨证分型治疗成人股骨头坏死

滕义和,黑龙江省中医研究院医师(邮政编码 150036)。

成人股骨头缺血性坏死是骨科的一种常见病,在中医学中属于"骨痹"等范畴。滕义和根据中医肾主骨的理论,提出本病的发生,多为先天不足,久病体虚,肾气亏损,或有所伤,或因药毒(激素的副作用),或因寒邪使局部气血瘀阻、经脉不通,股骨头失去正常的温煦和濡养,最终导致骨坏死。

辨证施治是中医诊治疾病的基本特点之一,是从整体观念出发,针对不同个体,以及疾病发展过程中的不同阶段,施行治疗。《素问·阴阳应象大论》指出:"治病必求于本"。《素问·至真要大论》又说:"审察病机,无失气宜"。寻找疾病的致病原因及其主要病机施治,是辨证论治的实质所在。

滕义和通过四诊对股骨头缺血性坏死患者进行分析、综合、概括,分为肾阳虚型、血瘀型、气血两虚型3型。各个证型由其特殊性决定,但是,滕义和指出,型和型之间有共性和互相联系,如肾阳虚型的患者以肾虚为主同时兼有瘀证,治宜补肾壮骨、活血通络;反之血瘀型患者以瘀证为主也兼有虚证,不过有主、有次而已。陈修园对此有较好的阐述:"言其虚者,言其病根。言其实者,言其病象。理本一贯。"

滕义和在研究方剂组成时,坚持以治主证为主,治兼证为辅的原则。补中寓攻,攻补兼施,相得益彰。基于以上原则,拟定了治疗股骨头缺血性坏死的代表方剂补肾健髓汤,方中以熟地、肉苁蓉补肾为主药;辅以山药加强补肾之功;佐以郁金、木香、地龙、鸡血藤行气活血、通经止痛;黄芪补气力专,增强行气活血之动力;牛膝既能纳药入骨,又能补肝肾、强筋骨。诸药共用,合奏补肾壮骨、活血通络之功。

滕义和的辨证分型施治方法如下。

1. 肾阳虚型

症状:有常用激素史。下肢沉痛,畏寒肢冷,局部皮温低,常伴有腰酸膝软,头晕耳鸣,早泄遗精,脉沉细,舌淡,苔薄白。

治则:补肾壮骨,活血通络。

处方:补肾健髋汤,药用熟地、肉苁蓉、山药、郁金、木香、地龙、鸡血藤、黄芪、牛膝。

2. 血瘀型

症状:多有外伤史或劳损史,髋膝刺痛或刀割样痛,拒按,动则加剧,脉弦涩,舌质紫黯。

治则:活血化瘀,强筋壮骨。

处方:补肾健髋汤去山药,加三棱、莪术。

3. 气血两虚型

症状:先天不足,或久病体虚,或嗜酒成癖。面色少华,四肢酸痛,腿软无力,动则痛增,脉细或濡弱,舌淡无苔或苔薄白。

治则:益气血,补肝肾,通经活络。

处方:补肾健髋汤加党参、黄芪。

临床应用可根据症状表现随证加减,如肾虚者加芡实、金樱子;阴虚者加龟甲、生地;阳虚者加肉桂、附子;补骨加骨碎补、甲珠;强筋加续断;化瘀加三七、乳香、没药、血竭;气滞作痛者加枳实、乌药;筋急挛痛者加白芍、甘草。

【典型病案】

张某,女,25岁。1990年6月21日就诊。右髋疼痛半年,加重1个月,行走痛甚,曾按风湿治疗,用过激素,病情逐渐加重,生活不能自理,伴头晕耳鸣,畏寒肢冷。查体:右侧股骨头压痛(+),"4"字试验(+),川德林白试验(+),右髋关节功能明显受限:屈曲45°、内旋5°、外旋10°、内收5°、外展10°、后伸0°。右臀肌轻度萎缩,脉沉细,苔薄淡白。X线摄片未见明显改变,放射性核素检查(ECT)检查右股骨头外上方有放射性浓聚现象。诊断:早期股骨头缺血性坏死。属肾阳虚型,经补肾壮骨、活血通络法治疗10余天后,疼痛减轻,可持拐缓行。治疗1个月后,可在室内步行,并能自己穿鞋袜,上厕所下蹲不困难。3个月后步态正常,上下楼自如。

王永刚

肝主筋肾主骨　荣筋健骨治骨死

王永刚，供职于天津中医学院第二附属医院（邮政编码 300150）。

王永刚根据多年临床实践研究，认为股骨头坏死的发病和多种因素有关。

本病与外来暴力作用于髋部，致髋部关节周围软组织损伤，髋关节脱位、股骨颈骨折及重力挤压，骨内外血脉损伤，股骨头失去正常濡养，离经之血不能消散，形成瘀血，经脉受阻使局部气滞血瘀而致股骨头缺血坏死；风寒湿邪乘虚而入，滞留髋部关节致气血凝滞不通，失其温煦，骨失养而成髋骨痹；因过食肥甘厚味，长期酗酒，损伤脾胃，运化失职，湿热痰饮内生，阻塞经脉，碍血运行，血行不畅，骨失其养而发病；年老体弱，肝肾亏虚，精血亏少，水不涵木，肝肾精血双亏，股骨头得不到濡养而坏死；长期大量服用糖皮质激素或非甾体类消炎镇痛药物，致血液凝固，黏度增高，微循环障碍，股骨头血流量减少，骨细胞缺氧而发生变性坏死。

王永刚通过临床实践，根据肾主骨而生髓，骨髓又是造血器官，肝主筋、荣筋的理论，采用具有补肝肾、填精补髓、舒筋活络、化瘀止痛之荣筋健骨汤为主治疗股骨头无菌性坏死，在临床上取得了较满意的疗效。

荣筋健骨汤药用熟地 30 g、木瓜 15 g、牛膝 18 g、川断 12 g、川芎 12 g、桂枝 20 g、鹿角胶 12 g、灵仙 15 g、地龙 12 g、杜仲 12 g、白芍 15 g、川草乌各 12 g、红花 12 g、伸筋草 30 g、甘草 6 g。水煎服，每日 1 剂。疼痛较甚者可配合正痛丸共服。初服早、晚各半丸，如无不适可改早、晚各服 1 丸，不可多服。

同时外敷神效散，用水或蛋清将药粉调和成糊状，均匀铺在纱布上后敷在患髋处，用胶布固定，时常在纱布上洒少许水，保持药物不结块，以保持药效，3 天更换一次。

王永刚结合股骨头无菌性坏死的发病特点，在临床治疗中，根据病情具体情况随证加减,如偏于肝肾精血亏虚者加补肝肾、填精补髓养血的药物;偏于气滞血瘀者加活血化瘀行气的药物。

王永刚指出,在临床上要灵活运用、辨证施治,以促进股骨头的修复;并配合局部用药治疗,进一步促进骨髓血循环,更快更好地提高临床疗效,早日解除患者病痛。

【典型病案】

吴某,男,38岁。因不慎摔伤右髋部,当时局部轻度疼痛,未检查治疗,1个半月后感觉右大腿及髋部酸楚,继之感觉右髋关节疼痛,每晨起病重并跛行。在某医院按软组织损伤及关节炎治疗,口服非甾体消炎镇痛药及糖皮质激素类药物效果不佳。后确诊为股骨头无菌性坏死,并建议做股骨头置换术,因患者拒绝手术,保守治疗后无明显疗效而病情有所加重。到本院时右大腿及髋关节酸痛不适,跛行,活动后疼痛加重。X线片示:右股骨头变形,关节间隙增宽,股骨头密度增高,边缘不整齐。口服荣筋健骨汤、正痛丸,外敷神效散治疗三月余,临床自觉症状消失,髋关节活动恢复正常,行走自如。X线片示:骨密度减低,右髋关节间隙恢复正常。1年后随访无复发。

股骨头缺血性坏死的食疗秘方一则

红杞田七鸡:肥母鸡1只,枸杞15 g,三七10 g,精瘦肉100 g,小白菜心250 g,面粉150 g,黄酒、葱白各30 g,姜、味精、胡椒粉、盐各适量。适用于股骨头坏死。

许书亮
辨证分型论治股骨头无菌性坏死

许书亮，福建中医学院教授（邮政编码 350003）。

许教授提出以下辨证分型施治的方法，用于治疗股骨头无菌性坏死，取得了满意的疗效。

一、脾肝肾虚、气血两衰型

症见疼痛轻微，可涉及髋部，动则痛增，休息则减，症状随病情进展而逐渐加重，以致卧床。急性或慢性发作，均可变为间断性疼痛，随之关节活动受限，跛行，运动及过劳后明显，休息则减轻。后期大粗隆明显向外侧突出，并轻度高位，患肢略短，大腿及臀部肌肉轻度萎缩，面色少泽或淡白，少气怕冷，肢软乏力，纳运不健，大便溏软或稀薄，小溲清利或频数，舌淡苔白，脉濡弱或弦细。X线早期可见关节囊阴影扩大，关节间隙增宽，股骨头中心骨骺轻度致密，股骨颈上端骨质疏松。活动期股骨头出现月牙状、卵圆形密度增高的坏死区，伴有斑点状稀疏，最后股骨头在坏死病灶外变为扁平，可出现碎裂。而后可见股骨头塌陷，呈蕈状、半脱位状，同时可见到髋关节骨性关节炎的一系列表现。

治法：内治宜脾肾双固、气血兼补，佐以温经活络。方用复原Ⅰ号（党参15 g、茯苓10 g、苍术8 g、生黄芪25 g、山茱萸10 g、全当归15 g、川续断16 g、蓬莪术10 g、怀牛膝10 g、炒白芍12 g、巴戟肉10 g等）。小儿酌减用量。

外治：温经通络，活血行滞，方用复原外洗方（细辛、荆芥、防风、川芎、归尾、桃仁、红花、乳香、没药、牛膝、三棱、莪术、无名异、伸筋草、冰片），诸药用纱布包，水煮沸后加入冰片、白酒 25 ml,热敷髋部,每天 1~2 次,每次 25~30 分钟,每包药可续用 3~4 天。

二、跌伤劳损、气滞血凝型

损伤或劳损日久,而后髋或膝部微痛,活动加甚,轻度跛行,乏力,长时间活动行走后症状明显、日趋加重、疼痛较甚,腿、臀肌肉萎缩,呈屈曲、内收畸形,髋关节活动受限,以外展、内旋明显,大转子突起,腰髋酸痛乏力,舌质或有紫斑。X 线检查同上型。

治法:内治宜活血行滞、补肾壮骨,方用复原Ⅱ号(无名异 10 g、怀牛膝 10 g、京三棱 10 g、蓬莪术 10 g、川续断 16 g、骨碎补 10 g、炒白术 10 g、生黄芪 20 g、炒白芍 12 g、熟地黄 10 g)。小儿用量酌情减轻。

外治:治法及方药同上型。

许教授在治疗股骨头无菌性坏死方面积累了丰富的经验,提出以下注意事项:

(1)本病临床上多见于 3~12 岁男孩,约 90% 以上为单侧性病变,多为病后体弱、脾肾两虚、气血不足与跌伤劳损而致。由于本病多因失治或治之不当而迁延日久,因此本虚标实、气血两虚、气滞血凝为本病的特点。

(2)本病的治疗,根据《内经》"脾统血,为气血生化之源"、"肾主骨"、"肾实则骨有生气"的理论,脾肝肾虚、气血两衰型用药重在补养脾肾,以充气血;又因久病必虚,气血虚少可致气滞血凝,因此,治疗上多佐以活血行滞;跌伤劳损、气滞血凝型虽多因跌伤劳损或脉络损伤而罹病,气滞血瘀为其主要因素。但病久必虚,若专事补养气血,而气不行、瘀不祛,则补之徒劳;若专事活血行滞,而不补其气血,则有伤伐气血之虑。故两者兼施,方不致殆误病机。

(3)内外治方药的药量可随年龄、病情之轻重酌情加减。因本病病程漫长,尤其是小儿长期煎服汤药不便,故把内服方药共研成粉末贮存,便于长期使用。方中之莪术行气活血,且有消食行滞之功,对小儿食滞成积效果良好。对病久下肢萎弱、乏力较甚者,可酌情用健步虎潜丸配合治疗。

(4)外用洗方是治疗本病"内攻外挟"的重要组成部分,但因热敷或熏洗不便,且不慎则易烫伤,故用该方药物研成粗末,使用时与砂同炒热,以厚布袋装之热敷患髋部,每包药可用 3~4 天。

(5)在治疗时,应嘱其父母注意患儿的调节饮食,忌食生冷及肥腻之品。由于本病具有本虚的特点,常易外感,故应注意日常生活调摄,以免重戕其气而影响治疗。

(6)应限制患肢负重,避免继续损伤,防止发生关节畸形。在治疗过程中,既要减少患儿跑步及跳跃,但也要注意动静结合,可仰卧床上做些髋腿的活动,以助气血的运行及舒筋活络,这对治疗和恢复健康有重要的作用。

【典型病案】

郑某,男,10岁,学生,1986年4月24日初诊。

代诉:1年前因罹病,住院治疗2月余,出院后形体日趋肥胖。半年后诉左髋部酸痛、乏力,跛行,髋关节活动受限,运动后症状加重,得休息则减轻,曾经多次医院诊治,均难收效。

刻下症同上。查大腿及髋肌肉轻度萎缩,大转子升高。面色少泽,怕冷懒言,纳食欠佳,便溏溲利,舌质淡苔薄白,脉濡缓。X线摄片见股骨头坏死病灶变为扁平、碎裂,并见轻度塌陷,呈蕈状。因系病久体虚,正气亏损,血运不畅,筋骨失养,属于脾肝肾虚、气血亏损型,治以脾肾兼固、气血双补,佐以温经活血之法,方用复原Ⅰ号内服;外治以温经通络、活血行滞,方用复原外洗方。断续服药,冬季嘱配服健步虎潜丸(龟胶、鹿角胶、狗骨、何首乌、川牛膝、杜仲、锁阳、当归、熟地、威灵仙各2份,黄柏、人参、羌活、白芍、白术各1份,大川附子1份半,蜜糖适量。共为细末,炼蜜为丸如绿豆大。每服10 g,空腹淡盐水送下,每日2～3次)。

1年后诸恙悉撤,X线摄片示:股骨头骨骺部坏死骨基本吸收,新骨形成,骨骺外形基本恢复光滑、整齐。年余后随访,康复如常。

股骨头坏死以湿邪为重的食疗方

薏苡仁30 g,木瓜10 g,粳米60 g,白糖2匙。将苡米、木瓜洗净后,倒入小锅内,加粳米及冷水两大碗,先浸泡片刻,再用小火慢炖至苡米仁酥烂,加白糖,稍炖即可。每日食用,不拘量。有祛风利湿,舒筋止痛之功。

郭效东
分三期辨证施治股骨头坏死

郭效东,中国中医研究院骨伤科研究所主任医师(邮政编码 100700)。

郭主任认为,股骨头无菌性坏死的早期诊断至关重要。因为早期治疗能使病变逆转并保留患髋的功能。目前的早期诊断仍以病人主诉髋关节疼痛为主,而临床检查、X线平片均在较晚些时候才有异常表现。同位素检查确实能较早发现病变,但因此项检查尚不能普及,或因对其认识不足等原因,往往错过检查时机。郭主任在诊治的过程中认识到,患者如果主诉髋部不适、疼痛,同时有与本病有关的原因,则应引起重视。检查中髋关节前侧、股内收肌、缝匠肌起点、大粗隆上缘、臀中肌、臀上皮神经、坐骨结节内侧均为常见压痛点,而髋关节的活动则以内旋或屈曲最早发生受限。若有以上症状及体征,则应马上做X线、同位素和B超检查,同时嘱病人少负重,及早明确诊断,以便早期治疗。

郭主任对股骨头无菌性坏死患者进行三期辨证分型,采用中药为主,辅以手法、踝套牵引等综合治疗,内治和外治同施,药物与手法并重,取得满意疗效。

一、一期证治(以气滞血瘀为主)

主症:髋骨疼痛,时重时轻,痛有定处,胀痛或刺痛。行走不利,关节不能屈伸。舌紫黯,脉沉涩。

病机:髋骨或因外伤劳损,血行无度,或因外邪侵入,流注关节,均可致气滞血瘀而痛,且痛有定处。

X线表现:股骨头及髋臼关节面外形正常,轻度骨质疏松,或有点状囊性变。

治则:活血行气,兼补肝肾。

选方用药:股骨头Ⅰ号方,药用归尾、桃仁、红花、穿山甲、木香、柴胡、山萸肉、党参、茯苓等。

手法牵引:手法以推、拿、搓、点为多用。牵引量宜大,一般 4 kg 左右。

二、二期证治(以肝肾亏损为主)

主症:髋骨疼痛,持续不减,下肢乏力,关节屈伸不利,腰酸脊软。舌苔薄白,脉沉细。

病机:外有所伤,久则内有所损。病至中期,不仅损伤气血,气血瘀滞,而且会致内脏病变。因肝主筋,肾主骨,肝肾必先亏虚,精血不能濡养筋骨经脉,而致下肢乏力,关节屈伸不利。

X线表现:股骨头变形塌陷,囊性变明显,有钙化带出现,关节间隙变窄,骨性关节炎。

治则:补益肝肾,养血活血。

选方用药:股骨头Ⅱ号方,药用熟地、山茱萸、枸杞、狗脊、当归、白芍、红花、党参等。

手法牵引:手法以摩、按、揉、搂为宜。牵引重量较轻,在 3 kg 左右。

三、三期证治(以气血两虚为主)

主症:髋骨疼痛,时隐时现,或彻夜疼痛,下肢痿软无力,神疲气短。舌质淡红,脉弦细。

病机:久病而虚,气血化源不足,筋骨失荣,则下肢痿软无力,元气耗伤,心血亏虚,故神疲气短。

X线表现:股骨头塌陷明显,扁平髋,碎裂死骨形成。

治则:固本培元,补血益气。

选方用药:股骨头Ⅲ号方,药用人参、黄芪、山药、熟地、山萸肉、枸杞、当归等。

手法牵引:手法常用推法或擦法,再用摩、揉、按以补元气。牵引重量宜轻,时间宜长。

郭主任认为,股骨头缺血性坏死的病因、病机皆因"瘀",瘀而致痹,气血痹阻不通,不通则痛。其三期用药均不离活血,又因早、中、晚各期,病有所不同,治疗也有所侧重。早期重在活血行气;中期则宜补肝肾而兼活血;病至晚期,急当固本培元,然补血不忘活血。三期用药治其本,使血行而新骨生。同时通过对患部施以手法,既能通经络,行气血,又能恢复关节功能,达到了标本兼治的目的。牵引的重量宜适中,因人而异,并置患肢于外展内旋位,既可缓解软组织的痉挛,矫正畸形,又能减少髋关节内压力,增加髋臼对股骨头的包容量,使压力均匀分布,避免压力集中而致股骨头坏死加重或畸形。

股骨头坏死的饮食禁忌都有哪些

股骨头坏死患者的饮食应以清淡为主,不需要盲目增加营养和服用补血药品。因为股骨头坏死患者不是体内血少,而是血管内血流受阻,影响股骨头的供血,长期供血不足便发生股骨头坏死。如果肥甘厚味吃的过多,活动量又少,使体内血脂增高,血液黏稠度增加,血流缓慢反而不利于股骨头的修复。可多吃海产品如虾仁等,有补肾生骨作用。饮白酒、啤酒对人体有百害而无一利,只有饮用少量的葡萄酒有软化血管作用。骨关节病患者在刚饮酒后会觉得症状减轻,这是因为饮酒抑制中枢神经系统的功能,而酒性过后症状会加重,长期依赖饮酒止痛,对人体危害更大,因此股骨头坏死患者必须戒酒。人人都知吸烟有害健康,股骨头坏死患者也不例外。烟中的尼古丁溶在血液中,可使血管内皮细胞中毒,导致血管不正常收缩、血栓形成、骨质疏松、骨质增生。股骨头坏死患者注意不要食用辛辣食物,服药期间不要吃绿豆,因绿豆有解药作用,同时也影响药效的发挥。

陈卫衡
分期分型辨治股骨头坏死

陈卫衡，中国中医研究院骨伤科研究所、望京医院主任医师，硕士研究生导师，从事骨关节病的临床和基础研究（邮政编码 100700）。

股骨头坏死是由不同病因引起的股骨头血液供应破坏或骨细胞变性导致骨的有活力成分(骨细胞、骨髓造血细胞和脂肪细胞)死亡引起的病理过程，其发病率呈增高趋势。由于其发病机制并不十分清楚，现代医学的各种治疗方法均不能令人满意。陈主任在多年的临床实践中，运用三期四型辨证论治股骨头坏死，取得了较好疗效。

一、关于病因病机

陈主任认为股骨头坏死属于中医学"痹证"范畴。早在《内经》中就有关于痹证病因的论述，并概括为外伤、劳伤和外感风寒湿邪三大类。在此基础上，后世医家又不断提出新的见解。陈主任根据前人论述，结合现代医学理论，提出与股骨头坏死关系较为密切的原因主要有如下几方面。

(1)跌打损伤：《诸病源候论》"血之在身，随气而行，常无停积，若因坠落损伤，即血行失度，随伤损之处，即停积"的论述说明了全身气血在正常生理情况下，循环于周身，运行不息，对全身组织器官起着营养和滋润的作用；而当跌仆、坠堕、撞击等外伤后，则血行失度，血不循经，瘀而不通。"而遇风寒，则血气凝结，与故邪相袭，发为痹痛"(《内经》)，"手足久损，筋骨差爻，举动不得，损后伤风湿，肢节挛缩，遂成偏废"(《仙授理伤续断方》)等论述与现代医学认为髋关节创伤引起股骨头坏死的观点也基本相符合，同时还指出了骨折对位不良(筋骨差爻)，损伤后缺乏功能锻炼(举动不得)等，也是致病因素。

(2)体虚感邪：外邪致痹，"皆因体虚，腠理空疏，受风寒湿气而成"(《济生方》)以及

《素问》"风气胜者为行痹,寒气胜者为痛痹,湿气胜者为着痹也"等论述都说明了风寒湿为致痹之主要外因。到金代张子和《儒门事亲》则提出了"痹病以湿热为源,风寒为兼,三气合而痹",说明三气所感,主要在于湿热。现代医学认为,激素、酒精可致股骨头坏死,虽然其发病机制并不十分清楚,但机体免疫功能下降,血脂升高,血液中脂肪滴在股骨头内形成栓塞、变性、瘀滞等病理变化则已成共识。可见激素、酒精导致体虚,久而生痰,痰瘀互结,若再感外邪,则成本虚标实之证,既病之后,又无力驱邪外出,以致风寒湿热之邪得以逐渐深入,留连于筋骨间而为痹。

(3)劳伤:劳伤是指因长期劳损、劳逸不适而致损伤气血筋骨。《素问·宣明五气》曰:"五劳所伤:久视伤血,久卧伤气,久坐伤肉,久立伤骨,久行伤筋",说明即使是人体正常的生理活动,若过度劳倦,也能引起气血筋骨损伤。这些论述与现代医学认为髋关节积累性轻度外伤、健侧股骨头因负重过度而继发坏死的观点相一致。另一方面,劳伤内脏也可致痹,《内经》中有"喜伤心,怒伤肝,思伤脾,忧伤肺,恐伤肾"之论述,也有"因而强力,肾气乃伤,高骨乃坏"的说法,这些论述均说明七情、劳伤过度均能影响内脏的功能。因心主血脉、肝主筋、肺主气、肾主骨、脾主四肢,所以内脏受损,必然影响于气血筋骨而致痹。这与现代医学认为一些全身性疾病如骨质疏松、强直性脊柱炎、脂肪代谢紊乱、镰状细胞性贫血等导致股骨头坏死的理论较为相似。

二、关于"痰瘀"

陈主任曾提出过股骨头坏死"因瘀致痹"的病机,并采用早(气滞血瘀型)、中(肝肾亏虚型)、后(气血两虚型)三期分型辨证治疗股骨头坏死,用药重在活血,又因其早、中、后期各有侧重,活血亦有所侧重。早期重在活血行气,中期则培补肝肾兼活血,病至后期,固本培元,补血而不忘活血,取得了良好疗效。

在以后的临床研究中,陈主任发现非创伤性股骨头坏死患者多有肥胖、气短、关节沉重、屈伸不利、喜食肥腻、嗜睡、口干不饮、苔腻、脉滑等痰证表现,这些临床表现与创伤性股骨头坏死显然不同。

《内经》有痰沫致痹痛的论述,宋代陈言在《叙痹论》中首先明确提出了"因痰致痹",此后张从正、朱丹溪等医家均有关于因痰致痹的论述,陈士铎《辨证录》更强调"治痹必治痰"。陈主任发现股骨头坏死的发生、发展与血脂以及载脂蛋白的变化有密切关系,认为非创伤性股骨头坏死的病机与创伤性股骨头坏死有所不同,创伤性股骨头坏死是因为"瘀",非创伤性股骨头坏死不但有"瘀",而且还有"痰"。多种研究都表明,脂质代谢紊乱及引起脂质代谢紊乱的内外因素是股骨头坏死"痰瘀"共同为病的根本所在。据此，陈主任提出从"痰瘀"的角度辨治股骨头坏死。

三、关于股骨头坏死的三期四型辨证

股骨头坏死的辨证按早、中、后三期论治，符合中医的辨证规律，鉴于创伤性与非创伤性股骨头坏死的病机之不同而其病理转归却一致，陈主任将早期股骨头坏死分为气滞血瘀型和痰瘀阻络型两型，中期为经脉痹阻型，后期为肝肾亏虚型。

(1)气滞血瘀型：本型以创伤多见，髋部创伤损伤了局部血络，致使气血运行受阻，气血瘀阻于股骨头内，"不通则痛"。股骨头得不到濡养，故"不荣则痛"。治当活血化瘀、通络止痛。

(2)痰瘀阻络型：该型以应用皮质激素和饮酒多见，这些因素都可导致血脂水平的升高，升高的血脂是血中痰浊。痰瘀为体内病理产物，随气血循行周身，阻于局部血络，致使正常气血不能营养股骨头，而致股骨头发生坏死。治当活血化痰、逐瘀通络。

(3)经脉痹阻型：早期治疗不及时，随着病情发展，进入中期经脉痹阻型，气血及痰瘀不但瘀阻于局部，而且向外瘀阻于经过髋部的经脉，经脉不能正常运行气血而拘急，经脉痹阻故见髋关节功能活动明显受限。治当补气活血、化痰通络。

(4)肝肾亏虚型：病至后期，气血不足，肝肾亏虚，肌肉萎缩，经脉进一步痹阻不通，股骨头长期没有气血的营养，又加上长期负重，导致股骨头塌陷，髋关节功能进一步受限，屈伸不利，关节强直。治当补益肝肾，佐以活血化痰。

陈主任针对股骨头坏死自然病程的不同阶段，结合其发病的不同原因及诱因，采用以上三期四型分型辨治股骨头坏死，取得了较好的临床疗效。

肝肾不足型股骨头坏死食疗方一则

黄鳝250 g，猪肉100 g，杜仲15 g，葱、姜、料酒、醋、胡椒粉各适量。杜仲水煎去渣，取汁备用；将黄鳝宰杀，去肚肠洗净，用开水略烫，刮去外皮上的黏物，切段。将猪肉剁成末，放油锅内煸炒，加水及杜仲汁，放入鳝鱼段、葱、姜、料酒，烧沸后改文火煮至鱼酥，加醋、胡椒粉，起锅，撒上香菜。配餐食用，有补肝肾、益气血、祛风通络之功。

张长春
六法治疗股骨头坏死

张长春,供职于黑龙江省北方股骨头坏死专科研究院(邮政编码 150006)。参与研究的"中医中药治疗股骨头坏死的临床研究"获黑龙江省科技进步奖,参编著作有《中国北方股骨头坏死病学》、《股骨头坏死诊疗手册》、《股骨头坏死影像诊断学》。

张长春用以治疗股骨头缺血性坏死、髋关节功能障碍的按摩基本手法有擦法、拿法、点按穴位法、拔伸摇动法、揉法、叩击法。

一、擦法

医者用手掌根部紧覆施术部位皮肤,做往返推擦,压力以深入皮下组织而不带动肌肉组织为度,频率为120～160次/分。施术后,受术部位应皮肤潮红发热,患者自觉透热(热力深透、直达组织深处)为达到手法要求,但应注意不可压力过大,频率过快,以免灼伤皮肤。根据患者的皮肤厚度、胖瘦情况以及个体差异,擦法的压力在1～2 kg。擦法可温经散寒、补益阳气、活络止痛。

二、拿法

大拇指和其余四指对称用力,对受术部位的皮肤、皮下组织和肌腱、腱膜等组织进行较温和的提拿揉捏,频率为50～70次/分。根据患者的身体情况(肌肉组织的丰满程度,脂肪组织的厚度,以及受术部位是否有粘连、水肿等情况),一般压力为1～2 kg,力量应由轻逐渐加重,略微停留后逐渐减轻。

肌肉丰满、脂肪组织厚以及有陈旧粘连者,一般用力增加15%～30%;局部有急性水肿者,手法力量减少50%,频率为30次/分。

临床上一般以患者感到受术部位出现中等程度的酸胀感为适宜,如果有粘连或水肿,则患者会有疼痛的症状出现。一般要求疼痛以患者能够接受为度(中等程度,注意不可出现副损伤)。

三、点按穴位法

医者以手指(一般用大拇指或食指、中指)的指腹、偏峰或食指的近侧指间关节桡侧偏峰等处,对患者的一定穴位进行持续地点按,用力由轻到重,持续30~40秒,再逐渐减轻。肌肉丰厚部位的穴位,用力可达8~12 kg。如穴位周围肌肉组织瘦薄或有明显肌肉萎缩,或穴区周围有较浅表的神经穿行,用力减为2~5 kg。点按穴位可起到通经活络、止痛解痉、通调经气的作用。

四、拔伸摇动法

医者双手把持患者肢体远端,施以持续的拔伸力,同时对肢体的关节做生理活动范围内的适度环转摇动。持续的拔伸力一般为10~18 kg,环转频率以低为宜,为25~35次/分。本法可滑利关节、松解粘连、增加关节间隙、解除关节周围的肌肉痉挛,同时还可以适度地增加受限的关节活动度。

五、揉法

医者用手掌掌根用力在患者体表进行温和地按揉。其手法作用力分为按压和揉动两部分,按压为垂直的下压力量,用力为3~5 kg,同时做漫无边际和环转的揉动。医者的掌根要吸附住施术的部位,不可有表面的摩擦,揉动的力量要作用于皮下及肌肉层,以患者略感酸胀为度,频率为80次/分,用力要均匀柔和,由轻到重逐渐加力。按法有理气通络、温阳行气、散瘀止痛、松弛肌肉的作用。

六、叩击法

医者手握空拳,用握拳后小指尺侧和小鱼际形成的平面对施术部位进行叩击。叩击的力度不大,一般为1~2 kg,频率为180~200次/分。顺序由上至下,选择肌肉较为丰厚的部位,依次叩击。此手法一般作为治疗结束时的结束手法,有松弛肌肉、舒筋活络、活血通经的作用。有急性水肿的部位,叩击力量应减轻30%,频率不变。

按摩手法治疗股骨头缺血性坏死髋关节功能障碍的操作顺序如下:

(1)患者取卧位,自大椎穴沿督脉向下至长强穴做擦法1~2分钟,以患者局部皮肤潮红、发热为度,然后沿脊柱两侧足太阳膀胱经经线施按法2分钟。依次取秩边、环跳、承扶、殷门穴行点按穴位法。后沿双下肢自上而下至足跟行按法3分钟。

(2)患者取侧卧位,患肢在上,依次用点按穴位法点按居髎、风市、阳陵泉、昆仑等穴。沿足少阳胆经经线,自上而下,做拿法和按法各2分钟,双侧轮换。

(3)患者取仰卧位,用点按穴位法依次点按冲门、髀关、伏兔、太冲穴。在患肢髀枢穴周围行拿法3～5分钟,行患肢的拔伸摇动法。先拔伸时摇动患侧的踝关节,后拔伸时缓慢摇动患侧的髋关节,再以患肢长轴为中心,缓慢左右旋转患肢10次,施术2分钟。

(4)患者取仰卧位,双下肢外旋内收,足跟相对,医者对双侧大腿内侧肌群行拿法3～5分钟。医者一手扶住患肢足跟,另一手扶住患肢的膝关节,幅度由小到大,让患肢行内收和外展的反复被动运动3～5分钟。最后,叩击双下肢等处的肌肉丰厚处,结束手法治疗。

张长春指出,以上整套手法用时约为40分钟,手法用力贵在顺畅、柔和,切忌粗暴强硬、生拉硬拽。此手法双下肢都要进行操作,以缓解因一侧肢体患病时,对另一侧肢体造成的过劳影响。

股骨头坏死之寒邪为重的食疗方

(1)**生姜鸡**:用刚刚开叫的公鸡1只,生姜100～250 g,切成小块,在锅中爆炒焖熟,不放油盐。会饮酒者可放少量酒,骨折,1天内吃完,可隔1周或半月吃1次。用于关节冷痛,喜暖怕寒者。

(2)**鹿茸鸡**:以当年的公鸡1只,鹿茸3～6 g,在锅内焖熟,不放油盐。吃肉喝汤,两天吃完。可根据情况每隔1周或半月吃1次,治疗骨不连。用于股骨头坏死之偏寒者。夏天及关节红肿疼痛者勿用。

赵文海
防治激素性股骨头坏死

赵文海，长春中医学院附属医院主任医师（邮政编码 130021）。

股骨头无菌性坏死是一种严重致残性疾病，本病常分为损伤性和非损伤性两种。损伤性坏死早已被人们所重视，但是非损伤性坏死在很长时间内没有被人们所认识。自 1957 年 Pietograde 和 Mastromasrine 报道过量的肾上腺皮质激素引起骨的无菌性坏死以来，人们越来越注意到这种潜在的并发症，但至今未引起广泛的重视。

赵主任认为，股骨头缺血性坏死的预防，关键在于防止滥用激素。

赵主任指出，为了防止本病的发生，临床医生应了解激素用于何病、怎么用、什么时期用，如果对此类药物没有一个全面正确的认识，把激素看成是治疗某些疾病的首选药是不正确的。对于关节炎、疼痛等，一概选用激素药物治疗，认为解除症状快而滥用或者把激素药与其他药配制成复方药物应用，都是造成股骨头坏死的原因之一。

赵主任强调，由于长期大量应用激素可致股骨头无菌性坏死，并且剂量愈大、时间愈长，愈容易造成骨坏死，所以对于长期应用激素的患者，要定期检查脊柱，如有骨质疏松，则应引起警惕。由于骨坏死的早期临床症状不典型，易于误诊、漏诊，因此对疑有骨缺血坏死的患者，应仔细检查，并进一步随诊。

赵主任认为，股骨头缺血性坏死治疗成功的关键是早期诊断和早期治疗。

病变早期，也就是在股骨头塌陷以前，一般首先考虑保守治疗和 X 线检查做密切随访。同时避免髋关节负重，直到临床症状和 X 线检查都完全恢复为止，大约需要 24 个月以上。病灶范围越小，愈合的时间就越短，如是两侧病变，则应绝对卧床休息，以后扶拐行走。如系较轻的单侧病变，一开始就可用拐行走，或用负重支架而不限制病人的活动。病变范围小的患者，经过保守治疗可以达到几乎完全愈合。如已是晚期患者,多数发生股骨头永久性畸形,在晚期提前出现髋关节骨性关节病。一般只有少数患者能得到早期诊断,而且老年患者的预后一般不太理想。

股骨头无菌性坏死一旦发生,即给治疗带来极大的困难,本病的实质是由于骨的血运被阻留而失去营养,新陈代谢、新旧骨细胞替代终止而发生非感染性坏死,故赵主任强调,治疗的目的应是疏通血运,使骨的营养供应恢复。一般临床上多采用血管植入,减轻骨内压力,改变骨的持重点,或对严重失去关节功能者行人工关节置换术等,其疗效至今仍不能令人满意。亦有采用高压氧治疗者,此为特异性治疗。赵主任应用中医理论指导,采用辨证施治的原则进行施治,常能收到良好的效果。

喝黑豆奶远离骨质疏松

奶类和豆类食品中含有丰富的蛋白质和钙质,对恢复体力和预防骨质疏松大有益处。为防止更年期发胖,奶类制品可选择脱脂奶,每天可饮用鲜牛奶250 ml,酸奶125~250 ml。豆制品可选择豆腐或豆浆,避免选择含脂肪过多的油豆腐和豆腐脑等。

特别推荐具有很强保健功能的黑豆,把它和同样具有很高营养价值的黑芝麻及牛奶混合在一起,就制成了营养美味的黑豆奶。

推荐理由:黑豆不仅富含钙质,还含有较多的卵磷脂和皂苷,卵磷脂能减少"坏胆固醇",防止动脉硬化,而皂苷具有很强的抗氧化作用,能有效预防癌症和肥胖。把黑豆和芝麻分别炒熟,放在食品加工机中粉碎,然后再和牛奶或豆浆一起饮用,这样它们的营养成分更容易被人体吸收。每天早餐前或晚餐前喝一杯200 ml的黑豆奶,可以达到有效补充钙质的目的。

第二部分　名中医治疗股骨头坏死的验方效方

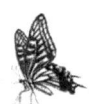

仇光平
自拟树脂骨活汤

仇光平,供职于山东省滕州市中心人民医院(邮政编码 277500)。

股骨头坏死又称无菌性或缺血性股骨头坏死,目前多以股骨头置换为主要治疗手段。仇光平认为本病属于中医的"骨痹",多因缺血或血运不通而致,痹阻日久而骨失所养则枯,枯者坏死。心主血脉,肝藏血,脾统血;肺主气,能推动营血在脉中运行,故五脏与血的生成和运行关系密切。肾主骨,本病病位在骨,故肾虚不能荣养其骨是根本,其他内脏失于主血主气统血运血是其标,故治当补肾、理血、活血、补血、养血为主,调理五脏以图归源;四脏实,肾脏亦得其补。

基于以上认识,仇光平采用树脂骨活汤治疗股骨头坏死,方以树脂为主药,其药虽为植物,亦属木之血,如血竭、琥珀、松香、乳香、没药之属皆树木之津血溢出干化之物,得木之条达疏通之气,加茯苓同属木之余气所结。前者入血以通为用;后者入气以补为用,气推血行,血载气走,相辅相成。再加黄芪助茯苓力抵五虎,配以五灵脂、益母草活血而生新,陈皮既能调理诸药的偏性,又能健脾燥湿,还兼固后天化生之源,使以川牛膝引诸药直达病所,力集而专一,则病愈。

基本方药:血竭 6 g,琥珀 6 g,松香 3 g(以上 3 味共研细末,用热药汁冲服);乳香(炒)12 g,没药(炒)12 g,五灵脂(炙后包煎)15 g,益母草 15 g,茯苓 15 g,黄芪 15 g,陈皮 9 g,川断 15 g,川牛膝 15 g。

随证加减:血瘀明显者加水蛭 6 g,土鳖虫 6 g,并加服七厘散 3 g;脾肾阳虚者加鹿角片 6 g,仙灵脾 30 g,肉苁蓉 12 g;肝肾亏损者加杜仲 12 g,木瓜 12 g,熟地黄 18 g;寒湿痹阻者加制川乌 6 g,细辛 3 g;痛甚者加全蝎 3 g,元胡 15 g。

服用方法:隔日 1 剂,水煎 300 ml,分 2 次空腹服。3 个月为 1 个疗程。

【典型病案】

何某,女性,57岁,1997年3月14日初诊。患者双髋关节进行性疼痛,屈伸不利,跛行1年,伴腰膝酸软,失眠多梦。舌苔薄白,脉沉细。经CT检查诊断为双侧股骨头坏死。证属骨痹病久导致肝肾亏损而发为痿痹,故治以通痹化瘀、补益肝肾法。投以树脂骨活汤基本方加杜仲、木瓜、熟地黄等,加减治疗45剂后症状基本消失,惟大腿肌肉萎缩尚未恢复张力。复予上方加玉竹、薏苡仁、山药、当归、杭芍等,改煎剂为丸剂,每日2次,每次12 g。治疗3个月后症状消失,X线检查示髋关节间隙正常,股骨头骺光滑而愈,随访2年未复发。

股骨头坏死患者的传统养生之法

气功养生与治病之术,是中华文化遗产的瑰宝。现代科学技术对气功的研究资料已不断证明,气功养生术是一门学问,其内容十分丰富,如五禽戏、太极拳、易筋经、八卦掌等,都各具特色。有的功法以动为主,旨在运动健身,使人体各部位的关节筋骨肌肉得到充分的锻炼,使百脉通畅、气血调和,各系统机能活跃;有的功法以静为主,主动地炼意、气、形,强调自我的身心锻炼,从而更好发挥机体保健抗病的能力。有学者报道,将少年儿童时期的男女和进入老年时期的男女,组织长期打太极拳作为体育锻炼,经数年后结果表明:儿童不缺钙,身体素质高,不易患骨骼上的疾病。老年人不易患股骨头坏死症,摔跤后骨的应力增强,不易骨折等。其结论是:以打太极拳进行体育锻炼,达到养生治病目的,不是中老年人的专利,对生长发育期的儿童也同样有效。所以,在股骨头坏死各期治疗中的下地活动期,可以根据病情需要,坚持做以动为主或以静为主的气功保健性辅助治疗,以增加肌肉骨骼的应变调节能力。

高 辉

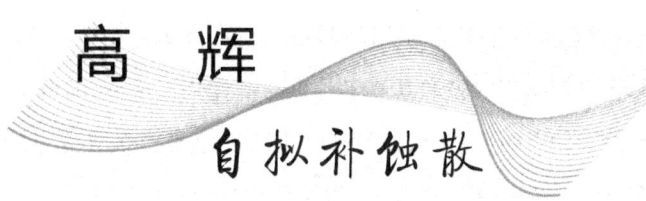

自拟补蚀散

高辉,供职于甘肃省兰州市中医院骨伤病研究所(邮政编码 730050)。

高辉认为股骨头之"坏死"是气滞血瘀所致,血液循坏障碍属于"瘀",局部缺血、瘀血、出血、血栓形成都属于"瘀"的范畴。血瘀气滞,经脉运行不畅而致瘀阻脉络,不通则痛,故髋部疼痛,痛有定处。血属阴,夜亦属阴,故入夜痛甚。血虚不能施精于肾,骨失所养,髓枯骨蚀发为本病。舌脉均为瘀血阻络之候。因此,只有活血破积、祛瘀行气,才能促进坏死骨的吸收与新骨的形成,活血化瘀法贯穿于股骨头缺血性坏死中医治疗的全过程。

高辉所用补蚀散旨在"通其经络,调其气血",诸药精当配合,具有疏通血脉、祛瘀通滞的功效。现代医学研究表明,骨坏死乃由骨内瘀滞或血流阻断所致,而运用活血化瘀之品完全符合现代医学研究骨坏死的发病机理,经临床验证,有良好的使血流畅达的作用。

高辉指出,人体内外之通达,气血之运行,阴阳之平衡,无不与经络息息相关。经络的特殊联系正是外治法能奏效的途径。《理瀹骈文》中明确指出:"外治非谓能见脏腑也,然而病之在,各有其位,各有其名,各有其形。位者阴阳之定也,名者异同之判也,形者凶吉之兆也。位不能移也,名不能假也,形不能掩也,此即脏腑告我者也,外也皆内也,按其位循其名核其形,就病以治病,皮肤隔而毛窍通,不见脏腑,恰直达脏腑也。"外治法是中医药治疗学中的一个重要部分,它与内治法一样具有同等重要的意义。这一方法因作用直接、疗效迅速、方法简便、毒副作用少而为患者乐于接受,它通过药物施于皮肤、孔窍、腧穴,深入腠理、筋骨,直接吸收,发挥活血化瘀、疏通经络、调和气血、扶正祛邪的作用。

成人股骨头缺血性坏死的发病率呈逐年升高的趋势,治疗上目前尚无理想的方法,但人们已注意到早期诊治的重要性,且许多学者提出分期治疗可明显提高疗效。基于对其病因上血液运行受阻理论的认识,早期及时有效地应用中医药改善股骨头的血液供应,从而防止早期病变的发展具有十分重要的作用。因此,高辉提出,对一侧股骨头缺血性坏死,另一侧无明显症状(即 Ficat 0 期)者,及股骨颈骨折、髋关节脱位治疗后再次髋痛者,应立即行 MRI 或 CT 检查,以免坏死加重造成病残。

高辉所用补蚀散由桃仁、莪术、水蛭、牛膝、鸡血藤、大黄组成,上药各等量,研成细末装袋,每袋 40 g(由甘肃省中医院制剂室制备)。每次 1 袋,以黄酒或醋调匀,涂敷于患髋周围,次日及第 3 日取下重新调匀涂敷,3 日更换一次,3 个月为 1 个疗程。

慢跑可健壮骨骼

日本千叶大学医学院的专家研究认为,慢跑可使骨骼"年轻"。该院对千叶 3 个慢跑团体的 41 名年龄 30～80 岁的会员,与平时不太爱运动的 86 名男女的骨骼变化做了对比检查,发现慢跑者的椎骨、膝关节、股骨和臂关节等部位的骨骼密度,均比不运动者高 40% 左右。这种骨骼密度已接近二十几岁的骨骼状态。

就男性而言,在一周内慢跑距离越长,其骨骼密度越高;至于女性,骨骼密度的高低与慢跑的历史长短有直接关系。只有对慢跑持之以恒者,方可取得与年轻人骨骼密度相当的效果。

郭会卿
自拟愈骨丹

郭会卿，供职于郑州市河南中医学院（邮政编码 450008）。

股骨头缺血性坏死是骨伤科疑难病、多发病，累及股骨头、骨骺，临床上以髋关节固定性疼痛、关节活动受限、跛行及下肢肌肉萎缩等为主要表现。属中国传统医学"骨蚀"范畴。

郭会卿的研究结果显示，股骨头缺血坏死的发病在成年人多因创伤和长期服用糖皮质激素引起，在小儿则多为 Perthes 病（小儿股骨头缺血性坏死）或先天性髋关节脱位术后并发症。郭会卿认为多由于瘀血凝滞和肝肾不足，股骨头失于濡养而坏死。故治疗以活血化瘀为主，佐以补肾壮骨、滋阴养血之品，使股骨头部瘀血去，新血生，骨得髓养而坚实，修复坏死囊变区而达治愈之目的。

郭会卿所拟愈骨丹方用当归活血化瘀、滋阴养血为主药，佐以土元、三七、煅自然铜、水蛭、透骨草通经活络、化瘀止痛；肉桂、杜仲、补骨脂合用温肾阳，壮筋骨；黄芪补气生血为辅药。诸药合用，共奏活血化瘀、温经通络、补肾壮骨、滋阴养血之功效。临床观察结果显示，本方用于治疗股骨头缺血性坏死效果显著，不仅能明显改善本病的髋痛、跛行、功能障碍等主要症状体征，而且影像学表现也有改善，并未发现任何毒副作用，说明愈骨丹是治疗股骨头缺血性坏死的有效药物。

愈骨丹由当归、黄芪、透骨草、土鳖虫、自然铜、三七、肉桂、杜仲、水蛭、补骨脂等药物组成。精选上药，水煎熬膏烘干粉碎后装胶囊备用。内服，每次5粒，每日3次，1个月为1个疗程。

贾恩礼
生骨胶囊治疗股骨头坏死

贾恩礼，供职于山东省济南市济南军区军事医学研究所（邮政编码 250014）。

贾恩礼认为股骨头缺血性坏死属于中医"骨蚀"范畴，所谓骨蚀是指骨被侵蚀之意。《灵枢·刺节真邪第七十五》说："虚邪之入身也深，寒与热相搏，久而内著……热盛其寒……内伤骨为骨蚀。"本病系因久病体虚，肝肾阴亏所致。肾主骨，骨生髓，肾精不足则骨萎髓空；肝虚则血少，血虚不能荣筋；肝肾不足，气血双亏，则易于感受风寒湿邪，或因外伤而致。外邪久留而深入，阻滞经络，寒热搏结筋骨，致使气血凝结，骨蚀髓空，发为本病。因此，贾恩礼指出，肝肾阴亏、风寒湿邪、经络阻滞、气血凝结是本病发生、发展的主要机制，且四者互为因果，虽发病原因多种多样，共同的病理表现是股骨头缺血导致股骨头坏死。根据本病的发病机理，贾恩礼提出，治疗宜补肾强骨、活血化瘀、行气止痛。

贾恩礼根据中医药理论，结合临床实践，研制开发出纯天然中药制剂生骨胶囊。现代药理学、药效学、急慢性毒理实验证明，该药长期服用安全可靠。生骨胶囊由骨碎补、续断、穿山甲、鹿茸、血竭、鸡内金等多味名贵药材组成。方中君药骨碎补性味苦温，入肝肾经，能补肾强骨，续伤止痛，《本求示真》称骨碎补"功专入肾补骨，且能入心破血，骨痛无不用此调治，使其肾补骨坚，破瘀生新而病除"；穿山甲善于走窜，性专行散，能通经络而达病所；续断性味苦微温，入肝肾经，是补肝骨、续筋骨、治跌打损伤之要药；与鹿茸合用补肝肾、强筋骨、益精血、除痹痛；配以血竭活血化瘀、通经止痛、祛瘀生新；佐以黄芪益气养血；加鸡内金和胃消导，以助运化。全方共奏补肾强骨、活血化瘀、行气止痛之功效。

本病为慢性病，通过治疗使死骨逐渐缩小直至消失，同时长出新骨代替死骨，这个过程需 2~3 年。贾恩礼认为，临床使用时，根据不同体质和病情，动静结合，辅以功能锻炼，如在床上做仰卧蹬空运动及各种关节的活动，这样可增加全身机能代谢，加速病情恢复。

贾恩礼的临床治疗观察提示，病程短者，显效快；病程长者，显效慢；配合功能锻炼者，病情恢复快。治疗过程中饮酒者，病情恢复慢或无效。患者服用生骨胶囊未发现不良反应，长期应用安全可靠。但是，贾恩礼指出，对药品特敏感者，应降低用量。

治疗用生骨胶囊由济南军区军事医学研究所生产，使用方法：每次 6~8 粒，每日 3 次，饭后半小时温水送服，3 个月为 1 个疗程，在服药期间不饮酒，禁食绿豆。尽量避开激素疗法。儿童酌减用量。

【典型病案】

张某，男，47 岁，1996 年 9 月因患呼吸道感染、不明原因发热（体温 40 ℃ 上下）应用地塞米松静滴 2 周、口服 4 周，总量约 1 800 mg。1997 年 2 月右侧髋关节开始疼痛，1 个月后左侧也开始疼痛，行走后加重；继而下蹲困难，伴有跛行，站立即痛，行走困难；一般活动即感疲乏无力、腰酸膝软，气温低时病情加重，曾在某医院治疗未见好转。1998 年 9 月 15 日就诊治疗，查体：患者扶拐行走，呈慢性病容。舌苔白，质黯无瘀斑，脉沉弱。腹股沟区压痛阳性，纵向叩击痛阳性，"4" 字征阳性，右侧髋关节活动均受限，以外展、外旋为重，右侧髋关节功能活动总和 190°。X 线片显示：右侧股骨头塌陷变形。右侧头顶可见楔形大囊区，周围有散在小囊变区，其中骨小梁模糊消失。诊断为右侧股骨头坏死Ⅲ期，病情分期为中。用生骨胶囊口服治疗，2 周后疼痛减轻，6 个月后一般状态良好，疲乏无力、腰酸膝软遇冷加重基本消失，舌象、脉象正常。疼痛明显减轻，坐卧不痛，行走时有疼痛。跛行好转，慢步不显，快步出现。右侧髋关节活动度恢复到总和 250°。X 线片显示：右侧股骨头顶下囊变区内有明显新生骨填充，正常骨组织边缘新生骨明显增长。服药期间血、尿、便常规正常，无不良反应。

焦明航
股骨头坏死早期要用生骨散

焦明航,供职于山东省文登整骨医院骨伤研究所(邮政编码 264400)。

股骨头缺血性坏死的发病原因主要有外伤、肾上腺皮质激素过量应用、酒精中毒、骨质疏松等。焦明航经临床观察,发现与长期过度饮酒有关的病例最多。目前西医在非手术治疗上一般是卧床休息、避免负重和肢体牵引,并配合解热镇痛抗凝药。其短期止痛效果尚可,长期效果不肯定。手术治疗方法较多,但由于创伤大,经济负担重,风险大,术后并发症较多,病人难以接受。而中药治疗股骨头坏死虽然有确切的疗效,但由于多以煎剂为主,患者服用起来不方便,不能长期坚持,影响治疗效果。为此焦明航研制成生骨散,经临床应用,具有服用方便、疗效确切的特点。

焦明航认为,股骨头缺血性坏死属于"骨蚀"范畴,治疗上主张活血化瘀、益气通络,使瘀去新生;补养肝肾,以濡养筋骨。生骨散中以具有活血化瘀、舒筋通络功能的川芎、丹参为君药,以发挥其改善血液流变性,降低血黏稠度,加速血液循环,使股骨头瘀滞的血液流通加快,缓解股骨头内高压的作用;以骨碎补、牛膝、淫羊藿为臣药,以补肝肾壮筋骨;再配以黄芪补气升阳,益卫固表;重用黄精,以滋阴生津,治疗因酒精、糖皮质激素等辛热燥烈之品所致的津伤痰聚。诸药共用,研成粉末服用方便,有利于长期治疗,减少了煎剂的麻烦和西药较强的毒副作用。临床治疗结果显示,生骨散对股骨头缺血性坏死有非常明显的治疗作用,且早期应用效果更好。可有效阻止股骨头坏死的进程,防止股骨头骨小梁断裂、软骨下骨板塌陷及骨性髋关节炎的发生。

焦明航所用方药由丹参10 g,川芎10 g,鹿角胶10 g,白芷10 g,白芥子10 g,牛膝15 g,骨碎补15 g,黄芪20 g,血竭5 g,淫羊藿15 g,黄精30 g组成。上药共研成粉末,每次6 g,每日2次,用温开水冲服。3剂药为1个疗程,每疗程间隔1周。治疗期间嘱病人减少负重,停用激素类药物,忌酒。

焦明航提醒,治疗期间的骨小梁骨质结构紊乱,排列无序,没有足够的强度来支撑人体正常活动所带来的压力,因此,尚需充分休息,减少负重,可扶拐或使用轮椅,以减轻患髋的压应力,防止塌陷的发生,使骨细胞有充分的爬行替代空间和时间。一旦X线片显示股骨头坏死已出现明显的软骨下骨板塌陷(Ficat Ⅲ、Ⅳ期),就很难再恢复其原有的形态结构,仅能使病情不继续进展,临床症状得到缓解,肢体功能得到改善。

山楂的妙用

山楂的营养成分极其丰富,它含有糖类、胡萝卜素、维生素C与维生素B_2、枸橼酸、山楂酸、烟酸、蛋白质、脂肪、钙、铁等成分。其中维生素B_2和钙的含量,在水果中居于首位。

现代药理研究证明,山楂有扩张血管、增加冠状动脉血流量、降血压、降低血清胆固醇的作用。此外,对痢疾杆菌、大肠肝菌均有抑制作用。中医学认为,山楂味酸甘,有健脾开胃、增强消化之功,尤善消化油腻肉积、小儿乳积;又能破气散瘀;炒炭兼可止泻痢。《本草纲目》载:山楂能"化饮食,消肉积、癥瘕、痰饮、痞满吞酸,滞血胀痛"。故而,山楂对多种疾病均有较好疗效。治老年骨质疏松症以山楂、大枣、莲子、苡仁各适量,煎取浓汁,去渣,然后加入粳米、冰糖煮粥而成,频服或顿服,往往可收到意外的疗效。

康瑞庭
实骨丸治疗股骨头坏死

康瑞庭，北京中医药大学东直门医院主任医师、教授（邮政编码 100700）。

康瑞庭对骨科各种疑难病症的治疗有着丰富的临床经验，尤其是其创立的"实骨丸"治疗股骨头缺血性坏死有很好的临床疗效。

一、病机认识

股骨头缺血性坏死是由于创伤或其他致病原因导致股骨头血供中断所引起的综合病症。中医目前对股骨头缺血性坏死的分属基本上有3种观点：认为属骨痹，多为实证，属内寒证；认为属骨痿、筋痿，为骨蚀，属虚证；认为属痹、痿同时存在，即早期为骨痹，后期为骨痿。康瑞庭认为股骨头缺血性坏死应属中医骨蚀证，"蚀"即缺也，骨蚀即骨缺也。"痹"乃闭也，骨痹即骨内气血闭塞不通；"痿"即痿软无力，骨痹、骨痿应属骨蚀证的不同发展阶段。

现代医学将股骨头缺血性坏死的病因分创伤性与非创伤性两大类。前者是因股骨颈骨折或髋关节脱位后，使股骨头的血供遭到破坏的结果，而后者包括酒精中毒、激素滥用等原因，但多数患者的确切病因与发病机制至今仍未完全明了。根据中医学理论，在认识股骨头缺血性坏死的病因病机方面，康瑞庭认为因创伤所致者初期为气滞血瘀，筋骨失养；中期则正气不足，肝肾亏虚；后期则以肾虚为本，肾主骨，肾虚精亏，无以生骨充髓，而致骨蚀证。非创伤性原因如外感六淫、饮食失节等，导致寒、痰、阻、滞，初期亦可致气滞血瘀，瘀阻不通；中期则脾胃虚弱，肝肾亏虚；后期肾虚精枯，阴阳两虚，导致骨蚀证。因此，骨痹、骨痿应为骨蚀证的初、中期阶段，如病情恶化发展未能控制，最终形成骨蚀证。骨蚀证属阴证，为肾阴阳两虚，阳虚则阴无以化生，阴虚则无以生骨填髓，骨失所养，而渐骨枯髓减，发为本病。

二、治则特点

股骨头缺血性坏死的中医治疗,根据其不同发展阶段采用不同的治疗方法。主要的治疗思路有三:

(1) 按骨折的辨证方法论治,此法无论股骨头缺血性坏死是否因骨折或脱位所造成,因其证型的发展变化类似骨折后的证型变化,故采用骨折三期辨证用药方法对应其证治疗。运用此法治疗的不足在于忽略了骨蚀证的肾虚为本,对其病早期采用活血化瘀尚且对证,然而在中、后期的治疗中由于对肾虚的认识不够,往往早期疗效较好,后期却得功甚缓。

(2) 按中医治疗痹证的方法辨证论治,此法强调祛风寒湿,对股骨头缺血性坏死的症状改善疗效显著,却忽略了补肾的重要性,因而对股骨头缺血性坏死的本质治疗无能为力。代表方剂以独活寄生汤(独活9 g,寄生、杜仲、牛膝、细辛、秦艽、茯苓、肉桂心、防风、川芎、人参、甘草、当归、芍药、地黄各6 g)加减。

(3) 按中医辨证论治,此法重在补肝肾,代表方剂以健步虎潜丸(龟胶、鹿角胶、狗骨、何首乌、川牛膝、杜仲、锁阳、当归、熟地、威灵仙各2份,黄柏、人参、羌活、白芍、白术各1份,大川附子1份半,蜜糖适量。共为细末,炼蜜为丸如绿豆大)加减。此法显然比前两种方法更进了一步,但仍由于对股骨头缺血性坏死的病因病机的理解似欠深入,疗效不甚满意。

康瑞庭认为以往的这些治疗思路尚有待拓展,虽然运用这些方法取得了部分疗效,但只能消除部分症状,而在股骨头坏死区域却不见新骨生长,难以取得满意疗效。因此,康瑞庭提出股骨头缺血性坏死是中医的骨蚀证,其病理变化的核心是肾阴阳两虚,在治疗中既要补肾阴,又要补肾阳,而且还要考虑到此病不同发展阶段出现的不同表现,运用温阳化痰、补益肝肾、祛风除湿、活血止痛等方法灵活加减用药。

三、治疗经验

基于以上对股骨头缺血性坏死的病机认识,康瑞庭所采用的治疗方法分为3个方面。

1. 内治法

内治法是中医治疗股骨头缺血性坏死最基本的方法,采用中药汤剂或丸剂内服治疗。因为股骨头缺血性坏死病程较长,服用丸剂较为方便,因此,康瑞庭创立"实骨丸"

一方治疗股骨头缺血性坏死,在临床治疗过程中以3个月为1个疗程,患者可以连续服用2~3个疗程,且在每个疗程之后根据患者的表现对组方进行调整,在临床上取得了很好的疗效。"实骨丸"适用于股骨头缺血性坏死各期的治疗,但需根据各期和不同证型做适当加减。"实骨丸"主要成分:淫羊藿,鹿角胶,黄柏,苍术,白芷,白及,血竭,三七,骨碎补。本方以淫羊藿、鹿角胶为主药,淫羊藿补肾助阳,强筋壮骨;鹿角胶补肾益精血。两者合用,阴阳双补,益精强骨,能促进新骨再生。黄柏清热燥湿;苍术燥湿健脾,祛风寒湿;白芷散风祛湿,通窍止痛;白及收敛止血,消肿生肌;血竭化瘀生肌,通经止痛;三七化瘀止血,活血定痛;骨碎补补肾益精,活血续伤。诸药相合,共奏补肾填精、祛风寒湿、活血止痛之功,加速新陈代谢,促使死骨吸收和新骨再生。气虚者,加黄芪补气升阳;血瘀者,加乳香、没药活血化瘀;血瘀化热者,加丹皮活血凉血;脾虚湿重者,加茯苓健脾利湿;气滞疼痛者,加山柰行气止痛;风湿痹痛者,加白芥子化痰通络止痛;肝肾两虚者,加山萸肉补益肝肾。

2. 外治法

在内治法的基础上,辅以中药外敷,使药物由表及里渗透到肌肉、韧带和骨骼,以达到活血化瘀、通络止痛、祛风寒湿、调养气血、改善局部功能和营养状态的作用。康瑞庭采用中药湿敷法,药物调配简单,使用方便,疗效显著。主要成分为藤黄、川乌、白及、山柰、苍术、甘草。上方各取等份,研末加水调成糊状,外敷于髋关节前及外侧部,隔日换药。本方以藤黄消肿化毒,主要用以止痛;川乌祛风除湿,散寒止痛;白及收敛止血,消肿生肌;山柰行气止痛;苍术祛风寒湿;甘草解毒,防止川乌所含乌头碱致皮肤过敏。诸药合用,共奏祛风湿、消肿毒、止疼痛之功效。

3. 练功法

在药物治疗的同时,康瑞庭特别强调练功的重要性,练功不仅可以通过应力的作用,预防废用性骨质疏松,促进新骨再生,而且还可以防止髋关节僵化,保持髋关节的正常功能活动范围。以往的一些学者认为股骨头坏死后应严格避免负重,以免股骨头的塌陷。其实避免负重只能暂时控制股骨头的塌陷,由于缺乏应力的刺激,新骨难以再生,一旦负重,股骨头依然会出现塌陷。另有一些学者提出采用盘腿打坐的方式练功,认为这样可以避免负重,既防止了股骨头的塌陷,又保持了髋关节一定的功能活动范围,还使髋关节获得了一定的应力刺激。康瑞庭认为,这种练功方式,髋关节获得的是一种旋转运动,作用于股骨头上的力是剪力,而不是正常的生理性应力,因而不能有效刺激新骨生长,反而使股骨头部很快吸收、短缩。还有一些学者提出更为激烈的方式练功,如慢跑、跳跃等动作,虽然使股骨头在应力作用下出现囊变区变小,髋关节活动范围变大,其实却是由于股骨头塌陷使囊变区变小,而不是新骨生长,髋关节功能的改善也是由于股骨头塌陷后相对变小,故而活动范围变大。所以,康瑞庭认为以上的练功方式在临床上均难以达到理想的效果。正确的练功方式应使股骨头获得正常的生理性应力,而不是剪力,而且这种正常的生理性应力也要根据不同的时期给以不同的强度。因此,康瑞庭提出一种慢散步的练功方式,患者可用双拐或单拐,而使用拐杖的目的是为了防止股骨头突然遭受过强压力而致塌陷,一般早期用拐,逐渐弃除,具体视股骨头囊变程度和新骨生长情况而定,使股骨头所受应力逐渐增加。散步时间可由每天数十分钟至数小时不等,循序渐进。通过慢散步时体重的作用给予股骨头正常的生理性压力,而非剪力。这样由于应力作用可以促进股骨头骨质生长,防止整体骨质疏松;通过运动,还可以避免关节粘连。功能恢复较好者,也可以采用骑自行车的方式锻炼,此属于工具锻炼范畴,髋关节受力方式类似于行走,但却使髋关节活动范围明显增大。

中医刮痧治膝关节炎

方法是:将风油精或白花油直接滴在皮肤上,用刮痧板(汤匙亦可)反复刮拭阴市、梁丘、犊鼻、鹤顶、膝眼、阴陵泉等穴位,不懂穴位的患者也不要紧,只要围着膝关节四周刮即可。不耐痛的人会感到有些吃不消,但一般人还是能忍受的。手法上要注意从上到下、由轻到重,反复刮拭,并可适当延长刮痧的行程,以达到疏通经络之目的。

通过反复刮拭,酸痛处即会出现红痧,症状重的甚至会出现一粒粒青紫色的痧包,这是正常现象,无须担心,通常五至七天后即会消退。此病来得快,去得也快,症状轻的患者,一般只要刮出痧来,一次即愈。酸痛退去之后,要注意保暖,以免复发。

刘昱

王清任的补阳还五汤加减

刘昱，供职于哈尔滨市黑龙江中医学院附属一院（邮政编码 150040）。

成人股骨头坏死病人的血液黏度有增高的现象。现代医学认为，股骨头坏死病人的血液黏度增高，会使血液呈高凝状态，从而引起局部缺血、低氧、酸性产物堆积、血管闭塞、通透性增加、骨髓水肿、骨内压增高等而致骨坏死。

刘昱采用中医方法治疗股骨头坏死，降低血液黏度，取得了较好的效果。

具体治疗方法为内服补阳还五汤加减，药物由黄芪50 g，川芎20 g，当归根30 g，丹参20 g，红花15 g，金钱草50 g，海藻50 g等组成。水煎服，每次100 ml，每日2次口服。3周为1个疗程。

中医学多将股骨头坏死分成气滞血瘀、气虚血瘀等证型。刘昱根据股骨头坏死的病理变化特点，提出了化瘀止痛的治疗原则，选方补阳还五汤加减治疗。用药多有活血化瘀或利水的功效。现代药理研究表明，这些中药都有防止血小板聚集、降低血液黏度的作用。临床治疗结果也显示：服用上述中药后，血液黏度降低，血小板凝集功能改善，这些都进一步改善了股骨头的局部缺血和血管内凝血，降低骨内压，使股骨头内血运处于良性循环的状态，减轻病人的髋关节疼痛，达到治疗股骨头坏死的目的。

卢文志
自拟骨坏死康丸

卢文志，供职于黑龙江省齐齐哈尔市第一医院（邮政编码 130052）。

股骨头缺血性坏死病因复杂，起病多缓慢而呈进行性加重，当诊断明确时，骨缺血坏死多已经十分明显，其治疗比较困难。病浅效速，病深效迟，疗深重之病，用药或至数十百剂，经年累月，方能奏效。卢文志认为，治疗时间相对较长是必然的，但过长则有害而无益。组织细胞缺血坏死的病理演变过程有一定的规律，不可能受药物影响而扭转演变顺序，药物应用只能促进坏死组织的病理性康复，同时阻止附近组织细胞再发生坏死，当坏死组织演变过程呈明显良性发展，且康复程度已满足正常生理需要时，药物作用即完成，组织修复及改建只能依靠机体自身修复系统完成，再继续应用药物只能是一种浪费。

卢文志指出，应用"骨坏死康丸"口服一般需要3～18个月的时间。为了便于临床观察，特别是X线片监测对照，卢文志定3个月为1个疗程。早期：3～9个月（1～3个疗程），临床症状消失；X线片显示股骨头形态正常，死骨吸收，囊变区由新生骨取代，或长时间稳定不变。中、晚期：6～18个月（2～6个疗程），临床症状缓解或基本消失，髋关节功能得到病变范围内最大改善，残疾状态明显好转；X线片显示股骨头关节面虽凸凹不平，但尚光滑，死骨吸收，囊变区或疏松带明显缩小消失，或周边有明显新生骨形成，而囊变区长时间稳定不变，残余股骨头基本骨化固缩。特别要注意的是沿重力线放射状排列的新生骨形成即可停药。卢文志认为，只要严格掌握并细心观察临床表现和X线片显示股骨头病变演变规律，在适当时期停止药物治疗是完全可以的。

临床治疗过程中没有发现药物的不良反应和毒性反应。由于骨坏死康丸中动物性药品较多，异种蛋白成分相对比例增高，也含有花类或茎叶、果实类药物，多使用杂花蜜或含杂花蜜的椴树蜜,对于花粉过敏的病人,易导致哮喘加重。

注意事项:孕妇忌用;服药期间忌饮任何酒类;花粉过敏性哮喘,改用复脉壮骨丸口服。

卢文志所用骨坏死康丸由黄芪、首乌、海马、全虫、白花蛇舌草、杜仲、狗脊、冬虫夏草、当归、枸杞、鳖甲、龟甲、珍珠、牛膝、丁香、肉桂等近30味中药提炼成粉,和老蜜为丸,为治疗骨坏死专项丸剂。

在方中,卢文志用黄芪补五脏之诸虚,升阳行血脉;冬虫夏草平补阴阳、温肾益精;丁香温中降逆、温肾助阳,暖下焦腰膝寒痛;牛膝性善下行,补肝肾,强筋骨,壮腰膝,通经络,利关节;全虫性烈,善走窜,穿筋透骨,逐湿除风,通络止痛;狗脊祛风定痛,补肾壮腰;当归养血补血、活血,散瘀行滞止痛,润肠通便;枸杞滋补肝肾,壮筋骨,养精血;首乌补血生精,益肝肾,健筋骨,润肠通便;龟甲滋阴潜阳,补肾健骨;鳖甲软坚散结,阴阳上下有痞滞不除者,皆宜用之;杜仲补肝肾,强筋骨,除湿止痛。全方以重补微温肝肾为主,兼搜风通络止痛和脾胃,达到驱邪扶正、阴阳平衡的目的。

外伤性气滞血瘀型股骨头坏死患者术前的饮食调护

临床表现:外伤后迁延不愈,或股骨颈骨折颈吸收。患肢明显缩短、肌肉萎缩,跛行尤甚,不能久站久行。

辨证分析:久病体虚,气血生化受挫。骨折后无以气血濡养致骨的连续性再生困难。脾为生化之源,脾失主肌肉之职而见肌肉瘦削,均为气血不足、肝肾亏虚之征。

饮食调护:补气血,健脾益肝肾。

饮食宜:①北芪杞子炖乳鸽;②沙参玉竹煲老鸭;③木瓜生姜煲米醋;④牛奶及富含维生素的果蔬。

马在山

马氏骨片分病论治 1

马在山,全国名老中医,北京市鼓楼中医医院主任医师(邮政编码 100009)。

创伤性股骨头缺血性坏死是骨科的疑难病症。由于外来的暴力、创伤造成股骨颈骨折或髋关节以及周围软组织损伤,骨与软骨挫伤、断裂后气血瘀滞,经络受阻,气血不能贯通,股骨头局部血液供给发生障碍,筋骨失去濡养,骨枯髓空,再生和修复能力减退而发生骨坏死。因此,马主任指出,改善股骨头的供血是治疗本病的根本。

由于创伤性股骨头缺血性坏死的病因、创伤程度、部位以及患者体质、年龄、病程等的不同,临床表现也不同。根据中医辨证论治的原则,马在山将本病分为气滞血瘀、气虚血瘀、肝肾亏虚三型,提出以活血化瘀、行气通络、益气养血、滋补肝肾的方法,辨证治疗创伤性股骨头坏死,获得满意疗效。

(1)气滞血瘀型:多见于青壮年或素体较强者,创伤后早期和部分中期发生的股骨头坏死。此时,患者因外力损伤后病程还不长,正气未衰,局部瘀血阻滞,气血运行不畅,不通则痛。患髋胀痛或刺痛,痛有定处,久坐或久卧后疼痛加重,适当活动后疼痛减轻,过量活动或劳累后疼痛明显加重,关节屈伸不利,患髋局部叩击痛,舌质黯,脉弦紧或沉涩。治以活血化瘀、行气通络,方用马氏骨片 2 号(石菖蒲、土鳖虫、百草霜、血竭等),每日 3 次,每次 3~4.5 g,饭后黄酒送服。

(2)气虚血瘀型:多见于股骨头坏死中、晚期,正气不足或老年患者。此时患者病程较长,正气虚无力行血,局部瘀血未散。患髋酸痛或刺痛,有时向膝部放射,休息后痛减,活动时加重(老年人疼痛不剧烈),跛行,关节活动不利,患腿肌肉萎缩,面色㿠白,身倦乏力,自汗,脉沉细或细涩,舌黯红苔薄白。治以益气活血、通络止痛,方用马氏骨片 3 号(牛黄芪、白芷、首乌、丹参等),每日 3 次,每次 20 g,饭后服。

(3)肝肾亏虚型:多见于素体虚弱或股骨头坏死晚期。此时患者久病肝肾两虚,筋骨失养,无力生新。腰酸腿软,患髋酸痛无力,拘挛,活动后疼痛加重,伸屈不利,肌肉萎缩,跛行明显,易汗出或盗汗,五心烦热,舌红少苔,脉细数。治以滋补肝肾、活血养血,方用马氏骨片4号(骨碎补、杜仲、穿山甲、鸡血藤等),每日3次,每次20 g,饭后送服。

以上治疗同时,可配合中药浴,方用1号熏洗药(骨碎补、伸筋草、急性子、淫羊藿等),每日1次。

根据患者的病情,适当选择局部推拿、牵引、蹬车运动以及下肢功能锻炼等辅助治疗,以增强疗效。

近年来,马主任又研制开发出经验方活血生骨片,用于创伤性股骨头缺血性坏死瘀血阻络型的治疗,取得明显的治疗效果。

活血生骨片由自然铜、血竭、土鳖虫、穿山甲、百草霜、川芎、丹参、赤芍、黄芪、当归、石菖蒲、生甘草组成。以上各药等量,粉碎加工,制成糖衣片,每片0.3 g,每次3~4.5 g,饭后1小时黄酒送服,每天3次,3个月为1个疗程,治疗期间注意配合功能锻炼,避免负重。

【典型病案】

例1 李某,男,46岁。1987年10月摔伤左腿造成左股骨颈骨折,5个月后基本愈合,但长距离行走仍有疼痛。1988年9月疼痛加重,左髋屈伸不利,拍片诊断为:左股骨头缺血性坏死。建议手术,未获同意。1988年10月4日住院治疗。左髋胀痛,有时刺痛,固定不移,久卧、久坐后起身时疼痛加重,稍加活动痛减,活动量加大,疼痛即见明显加重,轻度跛行并拄单拐,髋关节功能障碍,六项总和110度,为5分,综合评分为13分,病情严重。舌紫黯,脉沉涩。诊为气滞血瘀型,治以活血化瘀、行气通络,予口服马氏骨片2号,每日3次,每次4.5 g,黄酒送服。中药熏洗,每日1次,配合适当功能锻炼。共治疗1年10个月,疼痛基本消失,只在劳累时有酸痛感,可以弃拐行走。疗效综合评定分值下降6分,属优。X线片显示:治疗前(1988年10月5日),左股骨头轻度塌陷,头顶部半月状死骨3.2 mm×1.9 mm,周围出现死骨吸收带,部分裂解,关节面不连续;治疗后(1990年7月1日),死骨裂解、吸收,缩小成两小块,周围很多新生骨环绕,有修复,关节面较前连续。

例2 李某,女,67岁。1993年12月摔伤左髋造成左股骨颈骨折,行三翼钉内固定术,1996年4月骨折愈合拆钉;1997年5月出现左髋疼痛,活动不利,跛行就诊。X线片显示:左股骨头轻度塌陷,关节面毛糙,骨密度不均,有囊性改变,诊为"左股骨头缺血性坏死",1997年7月住院治疗。左髋部胀痛,有时刺痛,固定不移,负重后加重,跛行拄单拐,髋关节功能障碍,6项总和小于120度,综合评分10分。舌质黯,苔薄白,脉沉涩。中医辨证为瘀血阻络型,给予活血生骨片内服,每次4.5 g,黄酒送服,每天3次,治疗期间避免负重,配合功能锻炼。1997年12月拍片复查显示:左股骨头塌陷有一定修复,关节面较光滑,骨小梁修复明显,骨密度趋向正常,头内囊性变缩小,新生骨生长增多。患者自觉疼痛基本消失,隐性跛行,综合评分下降6分。

对于创伤性股骨头缺血性坏死的治疗,马主任提出以下注意事项:

(1)本病以创伤后病程漫长、骨修复缓慢为特点。《正体类要·序》指出:"肢体损于外,则气血伤于内,营卫有所不贯,脏腑由之不和。"古人亦有骨伤则内动肾之说,强调了"外有所伤,内有所损"的整体观。人的素质不同、病情不同,其临床证候也不相同,故马主任强调必须严格遵守辨证施治的原则;所需治疗时间较长,对于临床症状、功能改善情况良好,但是X线显示骨质改善不一定明显的病例,不能认为治疗无效而轻易中断治疗。

(2)马氏2号骨片、马氏3号骨片、马氏4号骨片是马主任治疗股骨头坏死的系列方药,具有活血通络、祛瘀生新的共同特点,可促进死骨吸收,加速新骨增生。具体运用时,马氏2号骨片以活血化瘀、通经止痛为主,主要适用于创伤性股骨头缺血性坏死及风湿类疾病、髋关节发育不良合并股骨头缺血性坏死的治疗;马氏3号骨片以补气养血、祛瘀通络为主;马氏4号骨片以滋补肝肾、活血通痹为主。

(3)活血生骨片是马主任经验方,具有活血化瘀生新、行气通络止痛、强筋健骨的功效,同时具有改善、重建股骨头血运、骨质再生以及镇痛的作用。方中以自然铜、血竭、土鳖虫、穿山甲逐瘀破积、通络止痛、接骨续筋;百草霜、川芎、丹参、赤芍活血消肿、化瘀止血;黄芪、当归补气生血、强筋健骨;石菖蒲理气化滞、散风除痹;生甘草调和诸药;黄酒温通血脉。

(4)本病的早期诊断至关重要。临床治疗观察结果表明,治疗早、中期创伤性股骨头坏死患者的疗效好于晚期患者。早期诊断、及时治疗,可最大程度地减少病变范围,维持关节功能,获得良好效果;如延误诊断、治疗,则效果不佳,且合并症多,致残率高,预后不良。

(5)在治疗过程中,既要注意避免负重,又要适当进行功能锻炼。必要时可配合中药熏洗、按摩、针灸等辅助疗法,以提高疗效,加速症状缓解。综合治疗也体现了中医整体与局部相结合、动静相结合的治疗特点。

酒精性湿热型股骨头坏死患者术前的饮食调养

临床表现:嗜酒史达6年以上。以10年以上多见,每日饮酒半斤以上。病人常感口干口苦,夜寐不宁,体形消瘦。部分病人肝功能检查有肝细胞损坏。舌黯有瘀,苔白,脉弦滑。患肢呈静息痛,活动则加重。

辨证分析:酒类为湿浊之品,长期嗜酒无疑是湿浊泛胃,影响脾胃运化之职,继而酒毒内蕴,肝脏积毒难泄,毒炽壅盛,损坏肝脏。肝主筋,肾主骨,故病变渐见股骨头缺血性坏死。

饮食调护:解毒渗湿,活血祛瘀,养护肝肾。

饮食宜:①白糖葛粉或白糖菱角粉;②白糖菊花茶;③田鸡黄煲鸡蛋;④水芹菜炒田螺。

饮食忌:酒类、烟、肥甘厚味之品。

马在山
马氏骨片分病论治2

激素性股骨头缺血性坏死多表现为"肾阳虚",尤其是中、晚期患者更为明显。肾主骨、生髓、长骨,肾气是骨生长发育的源泉。骨受到损伤或病变后,骨的再生和修复能力也来源于肾气。肾阳又称命门火,与骨的生长、发育、强弱和抗病能力关系最密切。肾阳亏损,不能温养精髓,肾气不足无力推动气血运行,气滞血行不畅,血瘀闭阻经脉,骨枯髓减,股骨头供血不良,因而发生缺血、坏死。

临床观察发现,使用激素的人很多,但能引起股骨头坏死的只是其中一部分。正如《素问》所说:"邪之所凑,其气必虚。"《灵枢》说的更为透彻:"风雨寒热,不得虚,邪不能独伤人。""此必因虚邪之风,与其身形,两虚相得乃客其形"。外因是变化的条件,内因是变化的根本。抗病能力低下,特别是体质虚弱、脏腑功能紊乱或减退、肝肾不足之人,往往是缺血性股骨头坏死的潜在原因。

马主任认为,激素性股骨头缺血性坏死以"肾虚"、"血瘀"为主。根据患者年龄、体质、临床症状、病程及X线表现,马主任将本病分为肾虚血瘀、肝肾两虚、脾肾阳虚、气血两虚、气滞血瘀5型,采取以补肾强骨、活血化瘀为基本治疗原则,整体与局部结合、内治和外治同施的方法,治疗激素性股骨头坏死,获得较为满意的疗效。

1. 肾虚血瘀型

患髋胀痛或刺痛,下肢无力怕凉,久坐、久卧后疼痛加重,适当活动后缓解,关节屈伸不利,或有跛行,伴毛发稀疏易脱落,性欲减退,男性阳痿,女性月经不调或闭经。舌淡苔白或舌质黯红,脉沉尺弱。治以补肾强骨、活血化瘀,方用马氏1号骨片,日服3次,每次3 g。

2. 肝肾两虚型

腰膝酸软,患髋疼痛向下放射有抽搐感,屈伸困难,伴五心烦热,耳鸣,盗汗或自汗,失眠健忘,舌红少苔,脉细数。治以滋补肝肾、养血和血,方用马氏1号骨片加六味地黄丸(熟地黄24 g,山药12 g,山茱萸12 g,泽泻9 g,茯苓9 g,丹皮9 g。炼蜜为丸,每丸约重15 g,每服1丸,每日3次。开水送下或水煎服)。

3. 脾肾阳虚型

患髋及腿痛沉重无力,关节屈伸困难,跛行,肌肉萎缩。伴身疲乏力,少气懒言,腹胀食少,畏寒肢冷,便溏,舌淡苔白,脉沉细无力。治以健脾益气、和血补肾,方用马氏3号骨丸,日服3次,每次20 g。

4. 气血两虚型

患髋钝痛,有时向膝部放射,腿软无力或有关节僵硬不能伸屈,动则痛甚,伴面白无华,气短乏力体弱,舌淡苔白,脉细弱。治则以补气养血、益气和营,方用口服马氏1号骨片加马氏3号骨丸。

5. 气滞血瘀型

患髋胀痛,痛处固定不移,或痛如针刺刀割,或疼痛夜间加剧,功能障碍,伴有胸脘胀闷、烦躁,多见于坏死早期年青力壮者,舌淡红,苔薄白,脉弦紧。治以行气活血化瘀,方用马氏2号骨片,日服3次,每次3 g。

同时,配合以中药浴、中药熏敷及中药导入为主的外治疗法。每日1次。每项治疗每次20～30分钟,每个疗程3个月,应与内治法同步进行。

根据患者的病情,适当选择局部推拿、牵引、蹬车运动以及下肢功能锻炼等辅助治疗,以增强疗效。

马氏1号骨片、马氏2号骨片、马氏3号骨丸是马氏祖传五代秘方研制的效验秘方。

马氏1号骨片主要由骨碎补、象皮、血竭、石菖蒲等组成,具有补肾强骨益精、活血化瘀、扶正解毒的功效,主要适用于激素性及慢性酒精中毒性股骨头缺血性坏死的治疗,能提高免疫功能、调节神经内分泌系统,有止痛、抗炎作用,可改善骨质疏松症状,对抗"激素致阳虚"的作用,增加耐疲劳能力,改善整体状况。

马氏2号骨片主要由石菖蒲、土鳖虫、百草霜、乳粉等组成,具有活血化瘀、行气通络的功效。

马氏3号骨丸主要由生芪、白芷、首乌、穿山甲等组成,具有益气活血、行气通络、化瘀止痛、解骨中毒气的功效。临床治疗观察证明,可抑制激素类药物对机体产生的副作用,促进骨小梁增生,对破坏的骨质有明显的修复作用,同时不影响激素类药物的继续服用,以控制病因的发展。

【典型病案】

王某,女,28岁。1984年因"过敏性紫癜"口服泼尼松1年,总量约11 500 mg。1986年12月开始出现右髋痛,活动功能逐渐受限,跛行。1988年6月X线摄片诊断为:右股骨头缺血性坏死。1990年3月23日来院治疗。症见右髋胀痛,有时如针刺,屈伸困难,单拐跛行。查体:"4"字试验阳性,纵向叩击痛阳性,局部叩击痛阳性,局部压痛阳性。右髋关节前屈50°、外展10°、内收5°、外旋10°、内旋10°、后伸5°,不能下蹲,伴脱发、月经不调、尿频,舌红略黯,脉沉尺弱。诊为肾虚血瘀型,治以补肾强骨、活血化瘀,方用马氏1号骨片,日服3次,每次3 g。中药浴,每日1次,配合体疗。治疗9个月后,可以弃拐行走1 km以上,疼痛基本消失,髋关节前屈95°、外展30°、内收15°、外旋20°、内旋20°、后伸15°,可以下蹲,疗效优。1年后追访,已上班。

激素性肾阳亏虚型股骨头坏死患者术前的饮食调养

临床表现: 有用激素药史,患者多有虚胖,面色稍苍白,气喘、自汗,易疲劳,腰膝酸软,冬天畏寒、夏天怕热。舌淡胖,苔薄白,脉弦细,小便清长。

辨证分析: 激素类药物使用不当或用药后机体免疫力下降,药毒太过伤及脾胃,脾失健运不能输布水谷之精微于全身,使水湿聚集于体内,故见虚胖无力气喘等一派气虚之征,药毒太过亦可伤及肝肾而致骨质破坏。

饮食调护: 健脾祛湿,平补气虚。

饮食宜: ①鹌鹑煲芡实扁豆苡米汤;②牛肉炒海带;③怀山扁豆芡实煲瘦肉。

饮食忌: 陈旧食物,发物,肥腻及各种动物内脏等。

马在山
马氏骨片分病论治 3

髋臼发育不良而引起的股骨头坏死,临床上较少见。马主任认为,因髋臼发育不良改变了髋关节内应力的分布,故发育不良度数越大者,内应力改变越大,股骨头坏死越早,坏死越严重,预后越差。

马主任采用中医辨证分型,以内服马氏骨片为主的综合疗法治疗本病,取得满意疗效。

1. 肾虚血瘀型

以肾虚为主,患髋钝痛或刺痛,下肢无力、怕凉,关节屈伸不利,跛行,伴有发育矮小,毛发稀疏易脱落,性欲减退,男性阳痿,女性月经不调、闭经。舌淡苔白,脉沉迟弱。

内治法:马氏 1 号骨片,药用象皮粉、骨碎补、血竭、石菖蒲等;马氏 4 号骨丸,药用附子、肉桂、生芪、丹参等。

外治法:4 号熏洗药,药用骨碎补、急性子、透骨草、莪术等。

结合功能锻炼及下肢牵引。

2. 脾肾阳虚型

患髋隐性钝痛,下肢沉重无力,关节屈伸不利,跛行,肌肉萎缩,身疲乏力,少气懒言,形体消瘦,腹胀少食,畏寒肢冷,便溏,舌淡或白,脉沉细无力。

内治法:马氏 1 号骨片,药用象皮粉、骨碎补、血竭、石菖蒲;右归饮,药用熟地、山药、枸杞、炙甘草、杜仲、山茱萸、肉桂、制附子。

外治法:1 号熏洗药,药用骨碎补、伸筋草、急性子、淫羊藿等。

根据患者的病情,适当选择局部推拿、下肢牵引、蹬车运动及下肢功能锻炼等辅助治疗,以增强疗效。

临床治疗结果表明,马氏综合疗法加速了髋臼发育不良而引起的股骨头坏死的吸收与恢复,通过改善股骨头的血液循环、减轻临床症状、改善髋关节功能,达到临床治愈的目的。

马主任强调,对髋臼发育不良性股骨头坏死患者应提高诊断率,做到早期诊断、早期治疗,这对预后有非常重要的意义。

股骨头坏死患者术后早期的饮食调护

临床表现:精神疲倦,面色苍白,口干口苦,纳食不香,舌淡红苔白,脉弦。术口局部肿胀疼痛明显,体温以38℃左右持续3~5天,大便秘结,小便黄。

辨证分析:麻醉时手术失血过多,卧床过久,气血亏损致疲劳懒言,人为刀刃所伤,瘀血暂未引出或吸收,加上创伤之组织早期水肿渗出致局部肿胀疼痛,为"气滞血瘀,不通则痛"。

饮食调护:补气渗湿,活血祛瘀。

饮食宜:①花旗参茶;②田七煲去皮鸡汤;③银耳瘦肉汤;④鱼片粥;⑤富含粗纤维的蔬菜。待大便正常后可进普食。

饮食忌:肥甘厚味,过饱。

马在山
马氏生骨片丸与外治

股骨头缺血性坏死,是骨伤科常见的疑难病之一。其发病有创伤、使用激素类药物、慢性酒精中毒、减压病、先天发育不良等多种原因。马主任认为,股骨头缺血性坏死属于中医"骨蚀"范畴,"骨蚀"是指骨被侵蚀之意。"股骨头坏死"的病名目前也被中医界所用,"坏死"主要因气滞血瘀所致。

中医认为,脾胃为后天之本,万物生化之源。张景岳有"土失健运,生化无源,则筋骨肌肉皆无气以生"的论述,《素问·五藏生成》也提出:"多食甘,则骨痛发落。"马主任认为,长期大量饮酒者,再加肥甘厚味,易于化生湿热,伤及脾胃,土失健运则生化无源,血不濡内,气不卫外,则骨枯髓空发为骨坏死病。另外,酒味辛性温燥烈,过量饮酒,日久伤及肝肾,致肝肾两虚。肝主筋,肾主骨,肝肾两虚则筋骨失养;而人体中股骨头比其他部位相对供血较差,故筋骨失养以股骨头部位最为明显,气血运行不畅,日久生瘀,瘀则不通,不通则痛,发为髋部疼痛;筋骨失养则肌肉、关节失去濡润滑利,故活动受限。

基于上述认识,马主任提出以下中医辨证分型方法。

(1)气虚血瘀证:症见髋部刺痛,甚至放射至膝部或整个下肢,久坐则疼痛加重,活动后缓解,舌质略淡,苔薄黄,脉沉弦或沉涩。兼湿热者多见于诊断不明、继续饮酒的患者,体形肥胖,面黯红,目赤,舌质黯红,苔黄厚,脉弦。

(2)肾虚瘀毒证:症见髋部隐渐性钝痛,甚则牵扯及腰背,活动量稍大则疼痛加重,有的出现肌肉萎缩,舌质淡,脉沉无力。

马主任的临床所见显示,中、晚期病例,多出现肾虚脾虚证;早期病例则以气虚血瘀兼湿热证为多见。

近几年来,酒精中毒性股骨头坏死患者逐渐增多,在各种原因引起的股骨头坏死患者中占有较大比例。本病的自行缓解较为罕见,其治疗至今仍属难题,病变最终可导致髋关节功能丧失。人工髋关节置换术的远期疗效欠佳,且仅适用于老年患者。

马主任多年致力于中医药治疗股骨头坏死的研究,积累了丰富的临床经验,运用补肾生骨、活血通络中药内服结合中医外治的方法治疗酒精中毒性股骨头坏死,取得了较好的疗效。

(1)口服马氏骨片(丸):主方为"马氏生骨片"(主要成分为骨碎补、鹿角胶、象皮、血竭、石菖蒲),具有补肾强骨、行气通络、活血解毒的功效。每次 3~4.5 g,每天 3 次,饭后 1 小时服用,连服 3 个月为 1 个疗程。早期患者配以黄柏、薏米、木瓜、白蔻,水煎服,每天 1 剂。气虚血瘀证加服益气活血药"马氏骨丸 3 号"(主要成分为黄芪、当归、白芷);兼湿热者加二妙丸(黄柏 15 g,苍术 15 g);肾虚瘀毒证仅服主方。

(2)中药局部熏熁:将 250 g 中药(急性子、三棱、莪术、透骨草、伸筋草、川乌、草乌、防风、海桐皮等)放入布袋内缝好,再放入清水内浸透置蒸锅内,开锅后蒸 10~15 分钟取出。患者仰卧于床,将药袋放在患髋处,若过热则可不使其接触皮肤,先用蒸汽熏,待温度合适时再放在皮肤上,并放热水袋在药袋上面,然后再用塑料布包好。注意温度保持在 42 ℃左右,每天 1 次,40~60 分钟。

(3)按摩:着重应用点穴法、双手按法、揉法、提拿法、推法,自下而上做手法各 3~5 次,施手法于大腿屈肌群、大腿内收肌群、臀肌;以拇指拨法,拨大腿屈肌群、大腿内收肌群、臀肌及梨状肌的起止部;以牵抖法、提屈旋转法活动髋关节。

(4)功能锻炼:分别采用站立锻炼法、坐位锻炼法和卧位锻炼法,以扩大髋关节屈曲、后伸、外展、内收、外旋、内旋各方面活动度和下肢肌力,通过医生的语言和形体示范激发患者主动功能活动意识和恢复信心。

治疗期间注意戒酒、保暖、少负重。

马主任所用内服生骨片,以骨碎补性味苦温无毒,入肝肾经,补肾强骨益髓,解骨中之毒气;象皮甘咸温,敛疮生肌;鹿角胶补肾生肌、疗骨痿,能促进新骨生;血竭性味甘咸平,破积活血、通经止痛;石菖蒲芳香开窍、行气通络。诸药相合,共奏补肾填精生骨、活血化瘀解毒之效。早期患者,出现湿热症状者,酌情加减,以清热利湿、活血通络。外治法中,中药局部熏熁,可活血化瘀、祛风除湿、通络止痛,且熏熁法本身也有舒通关节筋络、疏导腠理之功,有利于药物渗透,加强疗效;配合按摩疗法,可活血通络、松解粘连、恢复关节活动度;功能锻炼以自主活动为主,被动活动为辅,动静结合,医患合作,充分激发患者的主观能动性,以改善受限的关节活动、萎缩的肌肉和疏松的骨质,从而促进疾病痊愈。

【典型病案】

王某,男,38岁。1996年6月出现左髋关节疼痛,按风湿性关节炎治疗,服用中药1个月后,又出现另一侧髋关节疼痛,仍以风湿性关节炎治疗服用中药。1997年5月,患者双腹股沟疼痛加重,伴双膝内侧疼痛,下蹲困难,走路跛行,当时X线诊断为双股骨头坏死。1997年6月入院查体,疼痛3分,走路明显跛行2分,髋关节活动障碍3分,病情综合判定为重度(8分)。经治疗15个月,则弃拐行走,隐性跛行1分,走路过多则偶有疼痛1分,髋关节功能基本恢复正常0分,病情为轻度(2分),分值下降6分,疗效评定为优。

股骨头坏死患者术后中期的饮食调护

临床表现: 体温已正常,肿胀渐消,疼痛已减,胃纳佳,二便正常,肢体肌肉亦随之渐削。

辨证分析: 瘀血已去,故肿胀消退、疼痛锐减,瘀血痛不复存在,此时新生有赖于气血濡养,脾胃运化吸收。

饮食调护: 补气血,健脾胃。

饮食宜: ①鹌鹑煲汤;②生鱼葛菜汤;③银耳蒸瘦肉;④乌豆圆肉大枣汤;⑤各种富含维生素C的果蔬。

饮食忌: 肥甘厚味,过饱。

祁开泽

自拟复骨健步汤

祁开泽,湖南中医学院第一附属医院教授(邮政编码 410007)。

股骨头缺血性坏死是由于不同原因破坏了股骨头的血液供应所造成的最终结果,属于中医"骨蚀"范畴,是一种常见病,易造成髋关节破坏而丧失其功能,最终导致人工置换髋关节。祁教授认为,股骨头缺血性坏死的病因病机、发病特点、临床表现、治疗方药与"骨蚀"虽有相似,然不尽相同。股骨头缺血性坏死除外伤致股骨头坏死外,可能与激素、大量长期嗜酒等因素有密切关系。

祁教授根据中医理论,认为肝主筋,藏血;肾主骨,生髓,肝肾亏虚,使肾虚不能养肝,肝亏不能养血,气血失养,血瘀经脉,则筋萎骨枯髓空而形成股骨头缺血性坏死。基于这一认识,祁教授提出,结合临床经验进行辨证论治,以补益肝肾、活血化瘀为治则,自拟复骨健步汤并制成片剂,方用三七、枸杞以补肝肾、化瘀血为君药;黄芪益气行血,助三七活血止痛;丹参活血化瘀,能助三七增强活血化瘀之功;山茱萸酸涩,归肝、肾经,其性温而不燥,补而不滞,既补肾益精,又温肾助阳,有助枸杞补肝肾,强筋骨的作用;生地逐血通痹,填骨髓,长肌肉,既可助三七活血通经,又能助枸杞补肝肾,四药同为臣药;蝼蛄利水渗湿,寓泻于补,使补而不滞,本药为虫类之品,具有走窜之性,兼活血之效;白及收敛止血,配合活血药,既能加强止血作用,又能不致瘀血阻滞,二者同为佐药;桂枝辛温,温经通脉,并引药直达病所,为使药。诸药合用,具有补益肝肾、强筋壮骨、活血化瘀之功,使补肝肾与活血之法相互佐使,是改变"脉不通血不流"病理状态的重要措施,可达到标本兼治的目的。

复骨健步汤(片)由三七 20 g,生地 30 g,白及 30 g,桂枝 10 g,丹参 20 g,赤芍 20 g,蝼蛄 20 g,枸杞 30 g,黄芪 30 g,山茱萸 20 g 组成。患处肿胀甚伴脘腹胀闷,纳差者加苍术 20 g,生苡仁 20 g,茯苓 15 g;患部疼痛剧烈者加延胡索 10 g,乳香 10 g,没药 10 g;气虚者加党参 20 g,焦白术 10 g;畏寒、怕冷者加附片 10 g;其他兼症,均可随症加减。

【典型病案】

张某,男,27 岁,农民。2000 年 9 月 10 日初诊。因车祸致股骨颈骨折,术后 2 年,渐起患髋关节隐痛不适,曾在某医院诊断为"创伤性关节炎",以"消炎痛"等消炎、镇痛药治疗后无效,而到本院行中药治疗。就诊时主诉患髋(右侧)隐痛不适,夜间加重,跛行,且患处有畏寒、怕冷感,舌淡苔薄白,脉弦。摄 X 线片示已有骨密度减低、局部囊性变等,按 Ficat(6 期)分为 2 期。诊为股骨头缺血性坏死,给予复骨健步汤加附片 10 g、延胡索 15 g,连服 30 剂,每日 1 剂。复诊时诉疼痛明显减轻,无畏寒,舌淡红苔薄白,嘱改服复骨健步片 1 年以上,并嘱注意饮食宜忌,暂忌负重。随访 X 线摄片示骨密度明显好转。

股骨头坏死患者术后后期的饮食调护

临床表现: 除部分病人仍需卧床牵引外,余患者已拆除牵引行屈髋屈膝等功能锻炼。自觉腰膝酸软无力,动则汗出,关节屈伸不利。

辨证分析: "筋为刚","骨为干"。筋骨坚强才能支持肢体运动。肝肾为筋骨之外合,肝血充盈、肾精充足则筋坚骨强。腰膝酸软无力,关节屈伸不利乃为肝肾阴虚之征。

饮食调护: 补肝肾,强筋骨。

饮食宜: ①北芪杞子炖乳鸽;②冬虫夏草炖老鸭;③西红柿炒牛肉;④杜仲煲脊骨汤;⑤怀山圆肉炖水鱼。

饮食忌: 过于肥腻,饱食后活动。

邵光湘

自拟活骨汤

邵光湘，山东中医药大学附属医院主任医师（邮政编码 250011）。

中医学将股骨头缺血坏死归为"骨蚀"范畴，系由体虚，邪入于骨或筋骨伤损，使气血凝滞、经脉受阻所致，以骨痛、肌肉萎缩、跛行、患肢缩短，但局部无变化为主形成的疾病。《灵枢·刺节真邪》云："虚邪之中也，洒淅动形，起毫毛而动腠理，其入深，内搏于骨则为骨蚀。"《医林改错》曰："元气既虚，必不能达于血管，血管无气必停留而瘀"。邵主任认为，肾主骨生髓，气运血行涩，本病多因患者素体肾气亏虚，复由长期饮酒或服用激素而发。酒乃五谷之精所生，性大热而有毒，长期大量饮酒，易致湿蕴痰聚，日久化热，痰热相搏，阻塞经络，则气血不通，筋骨失养而致病；糖皮质激素乃辛热燥烈之品，久服耗伤阴液，阴亏血滞，则血行不畅，经脉不通，阴虚及肾，则肾气亏虚，骨髓失充，均可导致本病。邵主任指出，股骨头缺血性坏死的发病，虚、瘀两大病机贯彻始终，气虚体弱、肾气不足为其发病的基础，而血瘀、痰湿之邪闭阻经脉，气血不通为发病的条件，故扶正祛邪当为其治疗大法。

邵主任的治疗方法，以活骨汤为基本方，该方主要由丹参、桃仁、水蛭、龟甲、鳖甲等组成。辨证施治，随证加减。煎液内服，每日1剂，分2次，早、晚各服1次，3个月为1个疗程。

对急性期疼痛剧烈者，配用镇痛消炎西药：扶他林 25 mg，每日 2 次，口服。治疗期间停止使用激素药物，忌酒，嘱患者减少负重。

活骨汤为邵主任治疗股骨头缺血性坏死的效验秘方，该方以补肾益气、活血止痛、补骨生髓为治则，结合现代医学理论，将改善血液黏度、降低血脂纳入治疗股骨头缺血性坏死过程中。方中代表性中药有丹参、桃仁、水蛭等活血化瘀药，现代药理研究证实,具有降血脂、降低血液黏度、扩张血管、抑制血小板聚集、促进血液循环等作用。配以补肾、益气之剂使祛瘀而不伤正,补虚而不壅滞,通补兼施,加之龟甲、鳖甲益肾健骨,补血填髓,共奏补肾活血、化瘀止痛之功。

临床治疗结果表明,活骨汤可明显改善Ⅰ、Ⅱ期股骨头缺血性坏死患者的血液高凝状态并且疗效显著,而部分Ⅲ期患者服药后,虽然血脂、血液流变学检查有所改善,但临床疗效并非满意,究其原因,邵主任认为可能与病变后期骨坏死面积大、供血差、病理机制复杂有关。即使血液高凝状态恢复正常,但向坏死区供给血液的路径已遭破坏,供骨细胞生长及修复的营养如"杯水车薪",故难奏良效。同时,邵主任指出,治疗效果与坏死程度关系密切,即诊断越早,坏死越轻,疗效越好,单纯提高血液流变学改善率,并不能直接影响后期疗效。

"中药浴"治疗股骨头坏死

股骨头坏死的病因是股骨头周围血液循环不畅,治疗股骨头坏死的主要原理就是疏通患者全身的血液循环。有专家临床根据病因和药物的药理作用,采用骨碎补、苦参、虎杖、泽兰、益母草、野颠茄等多种中草药组方,通过细火煎熬放入木桶中让患者进行浸泡,通过皮肤吸收药物。

由于水温和药物的双层作用使药物吸收地更多并且直达病灶部位,因此比口服药通过消化道吸收疗效更明显。这种"中药浴"疗法是以治病求本为原则,以补肾健骨、活血化瘀通脉为理论根据,绝不仅从表面上止痛。它主要是解决气血的来源及走向,即补气血解决股骨头坏死的血液供应问题;补肾是固肾主骨生髓,把气血带入骨骼中去;活血化瘀通脉,是解决股骨头周围脉络不通的关键。只有解决了股骨头周围的血液运输问题,才能使骨组织得以修复。

石关桐

自拟再生丸

石关桐,供职于上海中医药大学附属曙光医院(邮政编码 200021)。

近年来,股骨头缺血性坏死的发病率不断增高,儿童和成年都可见到,确诊迟、漏诊率高,致残率非常高,对患者身心健康造成极大影响。

现代医学认为,股骨头缺血性坏死由髋部创伤如髋关节脱位、股骨颈骨折,某些药物如激素的应用,以及一些内科疾病等原因所引起。石关桐认为该病属于中医"骨蚀"的范畴,多因暴力所伤、六淫邪毒、先天禀赋不足、后天失调、七情过劳等所致,提出了采用益气活血、补肾壮骨的治疗方法,以自制再生丸治疗本病,取得了满意的疗效。

再生丸药用黄芪、首乌、补骨脂、杭白菊、鹿茸、紫河车、三七片、土鳖虫等,经煎煮、浓缩、真空干燥等工序加工制成胶囊。每日3次,每次4粒,口服,6个月为1个疗程。

石关桐自拟的成药再生丸主要由具有益气活血、补肾壮骨的药物组成。方中黄芪性温,补虚益气,强筋壮骨;三七有活血化瘀止痛的功效,现代药理实验表明三七能抑制血小板的凝集,降低血液的黏度、总脂量水平和甘油三酯含量;土鳖虫、首乌、菊花具有抑制血小板凝集、降低血液黏度的能力,且都具有不同程度扩张血管、增加血流量的作用。由此可见,益气活血药可改善血液流变学,扩张血管,增加器官血流量,改善局部缺血,使股骨头的血液供应处于良好状态。补骨脂、紫河车、鹿茸均有补肾壮阳、强健筋骨的作用,有较强的雌激素样作用。补肾壮阳的雌激素样作用对防止骨质疏松以及病理过程中的微型骨折有一定作用。

石关桐运用益气活血、补肾壮骨的治疗原则治疗股骨头缺血性坏死,其作用机制和药物功效都符合现代医学关于骨坏死的发病机制,其目的在于缩短修复时间,改善股骨头血供,在最短时间内改善股骨头病理状态,使髋关节的功能尽可能恢复,同时减少机械因素可能造成股骨头进一步塌陷的机会。

临床观察表明,再生丸的疗效主要在于有明显的临床止痛效果。其在实验动物药效中的止痛效果不明显,说明再生丸不像非甾体类药具有即时止痛效果。其作用机制可能是改善静脉瘀阻,降低骨内压。

石关桐通过临床研究发现,缺血性坏死股骨头修复能力的大小和患者的年龄、体质、股骨头坏死程度有着密切的关系。患者年龄越轻,体质越好,其修复能力越强,所需修复时间则越短。在临床上,股骨头缺血坏死程度越轻,疗效越好。Ⅰ期、Ⅱ期、Ⅲ期患者的疗效明显优于Ⅳ期患者。因此,对于保守治疗而言,石关桐强调应力争早期明确诊断,及时治疗,以便获得较好的预后。

药浴治疗股骨头坏死的优越性

(1)无需触动患肢、处理伤部,同样可收到显著疗效,避免了因常规治疗对伤部反复外敷熏洗、换药或者手术带来的再次损伤。

(2)安全简便,可在家庭治疗,也避免了因长时间打针、服药产生的某些副作用。

(3)经费低廉,减轻痛苦,减少了因四处投医给患者经济带来的过大开支,减轻患者的痛苦。是一种独特的有效方法,值得提倡。

具体的使用方法是:将药物放入锅内加清水煎沸20分钟,取出药液约1 300 ml(桶),待药液温度适宜时浸(洗)对称健足,每次60～90分钟,每日1～2次,一剂药连用3天。身体适应者行全身药浴加喷熏法效果更好。连续累计泡(浴)120～150小时为1个疗程。

王 钢

自拟生骨再造散

王钢,供职于甘肃中医学院第二附属医院(邮政编码 730020)。

股骨头坏死是一种临床常见病,严重影响了患者的生活质量。王钢采用生骨再造散治疗股骨头坏死,收到了满意效果。

平卧硬床:皮牵引或股骨髁上牵引2个月后视X线片检查情况可扶拐行走。

内服中药:生骨再造散,主要成分为生黄芪、当归、丹参、骨碎补、泽泻、鹿角胶、枸杞、山茱萸、生山楂、淫羊藿、血竭、三七粉、川芎共13味药物,按一定比例配方,共研细末,制成6g蜜丸,每日2次,3个月为1个疗程。

【典型病案】

张某,男,45岁,干部。2年前曾因车祸致右股骨颈骨折,在当地行3根针内固定术,半年后拆除内固定物,1年前自觉右髋部疼痛,并逐渐加重,近5个月出现跛行,髋关节活动部分受限,遂来就诊。X线片示:右股骨头塌陷、变扁,关节间隙变窄,属股骨头缺血性坏死。遂予生骨再造散服之,半个月后自觉患肢较前轻松灵活,疼痛也较前减轻。3个月后患肢活动正常,疼痛消失,X线片示股骨头塌陷、变扁较前明显恢复,外形基本正常,间隙恢复正常,坏死区域骨质基本恢复正常。复诊无复发,一般劳动可参加。

【按语】

王钢认为股骨头缺血性坏死多属中医学中"骨痹"、"骨痿"的范畴,气血虚弱,外邪侵袭,经络闭阻,气血凝滞运行不畅,肾精亏虚为本病的病机。提出以通经疏络、活血化瘀、调气补血、益肾生骨为治疗原则。

生骨再造散中丹参、当归、三七、川芎活血化瘀,可改善局部微循环,有抗血小板、抗凝、增强纤维蛋白溶解酶活性、防止血栓形成的作用；黄芪具有补气升阳、固表托毒等作用；骨碎补、鹿角胶、枸杞、山茱萸、淫羊藿益肾生骨，调气补血。诸药合用，可扶正，助气血，补肝肾，祛邪，达到理气活血、逐瘀的作用，从而使病变部位血循环改善，渗出液吸收，股骨内静脉压降低，髋内压下降，缺血、缺氧得到改善，病变部位得到再生修复，经临床观察，疗效显著。

股骨头坏死药浴治疗中出现"疼痛"是怎么回事

药浴开始时疼痛是因药浴作用使周围血脉通畅，疼痛症状明显减轻，但因为有些血管部分不通，所以用药后又会出现刺痛和胀痛症状，这是血管将要打通的正常反应。当血管疏通后，这些症状就突然消失，它的特点是突然出现又突然消失，这种症状在治疗过程中会出现几次，疼痛有几秒钟、几天、十几天消失不等，这是一种好的症状，也就是表明血脉正在被打通，病情好转。

在药浴治疗过程中，病情好转到一定阶段，疼痛症状消失到一定时间，又会出现患肢疼痛。这是因为股骨头骨质好转，抗压能力增加，人的活动距离就会逐渐加大、时间变长，这时患肢软组织肌肉和筋腱都很无力，在活动后出现疲劳症状，这时所出现的疼痛都在臀部至大腿外侧及膝关节部。它的特点是在活动一天过程中，中下午出现疼痛症状，通过一夜休息，第二天症状全部消失。如果第二天活动量减少会不出现疼痛症状，如果哪一天活动量过大，疼痛症状又会明显出现。这一症状是不用药治疗的，也不必担心，它是病情好转到一定阶段的正常反应。通过长期的锻炼，这种症状会完全消失，这时股骨头坏死才从骨质到肌肉达到完全治愈。

吴 征

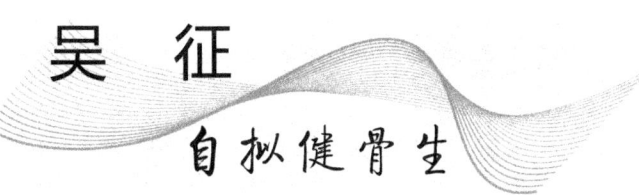

自拟健骨生

吴征,供职于湖北省武汉市中医医院(邮政编码 430014)。

吴征认为,股骨头缺血性坏死属于中医的"骨蚀"、"骨痿"、"骨痹"等范畴。先天不足为其发病的根本,六淫、外伤、劳损为发病的诱因。股骨头缺血性坏死的发病机理关键在于气滞血瘀,吴征提出,治疗上应以活血化瘀为大法,辅以补肾壮骨、消肿止痛。

临床治疗结果表明,多数患者服用健骨生3～4周后,疼痛减轻,关节功能好转。2个疗程后症状消失,功能基本恢复,X线片出现明显的死骨吸收及新骨形成征象。6～14个月是股骨头塌陷的危险阶段,此时修复方式以软骨成骨为主,因而股骨头的支撑力下降,容易引起股骨头的塌陷,因此,吴征强调此时行走必须扶双拐。在用药的过程中,医生与患者必须密切配合,每3个月要复查X线,根据病情指导患者进行功能锻炼,配合患肢牵引、按摩、理疗、熏蒸、药浴等,使坏死的股骨头更快修复。

健骨生由当归、三七、地龙、冰片、珍珠、冬虫夏草等药组成。口服,成人每次服1～2袋(4.5 g/袋),每天3次,小儿酌减。饭前1小时用温开水送服,3个月为1个疗程。

治疗期间,配合髋部保健操,Ⅳ期病人配合皮牵引及中药熏洗治疗。

张连喜
自拟血通生骨丹

张连喜，黑龙江省北方股骨头坏死专科研究院主任医师（邮政编码 150006），主持的科研成果"中医中药治疗股骨头坏死临床研究"曾获黑龙江省科技成果三等奖，"股骨头坏死发病学研究"获黑龙江省科技成果四等奖，主编《中国北方股骨头坏死发病学》、《股骨头诊疗手册》、《股骨头坏死影像诊断学》等学术专著。

张主任认为，股骨头坏死属于中医"骨蚀"范畴，多由体质虚弱，寒胜其热，邪入筋骨，久留内著而成。基于这一认识，提出活血化瘀、益气通络、散寒祛湿、培补肝肾的治疗原则。

中药对改善微循环具有重要作用，如使用的丹参、川芎、红花、毛冬青、蒲黄等对扩张血管、降低血管阻力、缓解血管痉挛、改善局部缺血乏氧等都具有良好的作用。这些药物对于改善股骨头的缺血也有显著效果。因此，在临床上，对于阻止股骨头坏死的病情进展，使坏死病灶吸收、修复、新生、转愈都具有重要的作用。使用的赤芍、三七、鸡血藤、益母草等中药对抑制血小板聚集、降低血液黏度、加速红细胞电泳、消除瘀血状态、改善血液在血管中的流动等都具有明显的作用。

张主任在治疗中针对外伤、激素、酗酒等引起的股骨头坏死，采取辨因治疗，根据病期不同辨证治疗，早期（Ⅰ期）宜活血化瘀，促进气血循环，加用苏木、红花、当归、赤芍、陈皮、续断、威灵仙、川芎、牛膝、乳香、没药；中期（Ⅱ期、Ⅲ期）宜祛瘀生新、祛风除湿散寒、温经通络，加用肉桂、麻黄、桂枝、五加皮、小茴香等；后期（Ⅳ期）则加用温经通络、培补肝肾、强筋壮骨的药物，如狗脊、肉苁蓉、川断、独活、骨碎补等，并随症加减。

张主任采用的治疗方法由以下3部分组成：

(1) 内服中药：采用自行研制的系列方药，根据病人的不同病因、不同病期、不同证型,进行辨证用药。对于合并类风湿、风湿性关节炎患者则采用异病同治的原则加以治疗。2个月为1个疗程,一般用药2～3个疗程。

(2)外敷膏药: 外敷自行研制的系列膏药,辨证贴用,3天更换,2个月为1个疗程,与内服中药配合使用。

(3)功能锻炼: 由医院制定练功要求,在不负重条件下进行练功,以疏通经络、滑利关节、强壮筋骨,防止肌肉萎缩及关节粘连等。

在股骨头坏死的治疗过程中,张主任采用内服药和外用药同施,全身治疗和局部治疗相结合,治骨和理筋相结合,限制负重和功能锻炼相结合,医生指导和患者配合相结合的治疗原则。特别是内服中药和外敷膏药的辨证用药,既充分发挥了内外治相结合的方法,又体现了整体治疗与局部治疗并举的方针,增强了治疗效果。

张氏提出,股骨头坏死的治愈标准,应以症状消除、关节功能恢复为主要指标,而不应单纯追求股骨头解剖形态的恢复。因为任何一种器质性疾病治愈后,其解剖形态都不可能完全恢复。

如何预防股骨头坏死(一)

(1)一定要加强髋部的自我保护意识。

(2)走路时要注意脚下,小心摔跤,特别在冬季冰雪地行走时要注意防滑,以免摔倒。

(3)在体育运动之前,要充分做好髋部的准备活动,以感觉身体发热、四肢灵活为度。

郑培永
自拟益气化瘀汤

郑培永,供职于上海中医药大学附属龙华医院(邮政编码 200032)。

激素性股骨头缺血性坏死的早期症状轻微,其典型症状为髋关节疼痛和功能障碍,严重影响患者的各种活动。本病病程长,无自愈倾向,其自然结局为股骨头塌陷和进行性髋关节炎,致残率较高。

郑培永认为,该病属于中医学"骨蚀"范畴。《灵枢》"虚邪之于身也深,寒与热相搏,久留而内著,寒胜其热,则骨疼内枯……内伤者为骨蚀"的论述指出了本病为"虚邪"为病。《医宗金鉴·正骨心法要旨》"胯骨,即髋骨也,又名髁骨。若素受风寒湿气,再则跌打损伤,瘀血凝结,肿硬筋翻,足不能直行,脚尖著地,骨错者臀斜行"的记载揭示了其为"标实"之证。郑培永遵循"有形之血生于无形之气"、"瘀血不去,则新血不生"的原则,以当归补血汤为基础,自拟益气化瘀汤治疗激素性股骨头缺血性坏死,取得了较好的疗效。

益气化瘀汤的组成为:生黄芪30 g,丹参30 g,当归30 g,何首乌15 g,生地15 g,补骨脂30 g,煅龙牡各15 g,血竭12 g(另包)。随证加减。每日1剂,水煎分2次服。3个月为1个疗程。每个疗程结束后摄X线片复查,停药2周继服上方。

口服中药治疗的同时,要求患者注意卧床休息,或扶双拐行走,避免患肢负重,配合不负重状态下轻缓的髋关节屈曲和外展活动。

根据临床观察,郑培永认为益气化瘀汤的功效主要表现在以下两个方面:

(1)**止痛**,主要在于减轻病变部位的疼痛。用黄芪、当归补益气血;丹参活血化瘀通络,补攻兼施,以达荣气血而养筋脉,活血化瘀而止痛的功效。

(2)**滑利关节**,主要在于改善髋关节功能,增强患者步行能力。黄芪、当归益气养血,何首乌滋补肾精,相伍使用,可濡养筋骨而滑利关节。方中重用黄芪大补元气,以增生血之源;当归益气和营,使阳生阴长,气旺血生;丹参祛瘀生新。诸药合用,气血充盈使"足恃血而能步",可改善髋关节的功能。

如何预防股骨头坏死(二)

(4)在扛、背重物时,要避免髋部扭伤,尽量不要干过重的活。

(5)髋部受伤后应及时治疗,切不可在病伤未愈情况下过多行走,以免反复损伤髋关节。

(6)在治疗某些疾病,特别是一些疼痛性疾病时尽量不用或少用激素类药物。

(7)对股骨颈骨折采用坚强内固定,同时应用带血管蒂骨瓣头植骨,促进股骨颈愈合,增加头部血运,防止骨坏死,术后应定期随访,适当口服促进血运的中药和钙剂,预防股骨头缺血的发生。

(8)因为相关疾病必须应用激素时,要掌握短期适量的原则,并配合扩血管药、维生素D、钙剂等,切忌不听医嘱自作主张,滥用激素类药物。

(9)应改掉长期酗酒的不良习惯或戒酒,脱离致病因素的接触环境,清除酒精的化学毒性,防止组织吸收。

(10)对职业因素如深水潜水员、高空飞行员、高压工作环境中的人员应注意劳动保护及改善工作条件,已患病者应改变工种并及时就医。

(11)饮食上应做到:不吃辣椒,注意增加钙的摄入量,多食用新鲜蔬菜和水果。

朱长庚

自拟骨复生胶囊

朱长庚，供职于咸阳市陕西中医学院附属医院（邮政编码 712083）。

随着近年来器官移植术后长期、大量使用激素治疗免疫排斥反应，以及基层医生盲目扩大激素的使用范围，激素性股骨头坏死的发病率日益增加。朱长庚在对股骨头缺血性坏死进行临床分期的基础上，采用自行研制的中药复方骨复生胶囊予以治疗，取得满意疗效，大部分患者的临床症状得到了改善。

一、临床分期

Ⅰ期：病髋症状不明显或偶有轻微疼痛，劳累后疼痛出现。X线片显示股骨头前方有斑点状密度增高区，或有小的骨破坏，坏死区呈囊性改变。

Ⅱ期：病髋出现间歇性跛行，疼痛偶尔放射至同侧膝关节内侧，髋关节活动范围受限。X线片显示股骨头轻度扁平，部分有塌陷，坏死骨的边缘能看到关节面骨折。

Ⅲ期：病髋疼痛剧烈，跛行。X线片显示股骨头变形，关节间隙狭窄，股骨头边缘有小的骨赘，股骨头有大片坏死区囊性改变，髋臼负重区有骨性关节炎样改变。

Ⅳ期：病髋有严重的疼痛及关节活动障碍。X线片示股骨头变形，部分被吸收，颈变短，关节间隙变窄，全髋呈骨性关节炎样改变。

二、中药治疗

内服骨复生胶囊，其组成为附子、细辛、土元各6g，桂枝12g，丹参30g。提取后装胶囊内服，每次4～6粒，每日2～3次。3个月为1个疗程。

Ⅰ期患者：除内服骨复生外，注意减少负重、卧床休息。

Ⅱ期患者：除内服骨复生外，注意减少负重、卧床休息，并行皮肤牵引。

Ⅲ期患者：股骨头有明显塌陷和大的骨性缺损，需中转手术，术中、术后配合服用骨复生胶囊。

现代药理实验研究表明,附子、桂枝具有提高组织灌注血量、改善微循环、扩张毛细血管的作用;细辛有扩张血管、增强脂质代谢、提高机体新陈代谢的功能,使股骨头骨细胞再生顺利,毛细血管功能正常;丹参、土元有抗凝血、预防血栓形成的作用,对防止微小血栓形成有积极作用。以上诸药互相协同作用,可使股骨头缺血坏死因血液流变异常而导致的骨内压增高,通过活血化瘀的作用,血液流变异常现象得到协调改善,逆转了骨细胞的坏死过程,从而使得骨组织的坏死逆转而复生。

朱长庚进行的实验也说明,本方在改变股骨头坏死的微循环和清除血液瘀滞方面,以及促进坏死股骨头毛细血管的生长与再生作用是肯定的。

早期股骨头坏死用补蚀散

【组成】桃仁 40 g,莪术 40 g,水蛭 40 g,牛膝 40 g,鸡血藤 40 g,大黄 40 g。

【制法】上药研成细末装袋,每袋约 40 g,每次 1 袋,涂敷患髋部,每 3 日换药 1 次,10 次为 1 个疗程。一般应用 2～5 个疗程。

【适用证】早期股骨头坏死。

【禁忌证】有皮肤过敏史的患者、孕妇、小儿应慎用或禁用。

陈朝坤

仲景当归四逆汤之活用

陈朝坤,供职于中山医科大学第一附属医院中医正骨门诊(邮政编码100805)。

【典型病案】

肖某,男,6岁。1986年7月7日初诊。

患儿出现跛行伴左髋疼痛半个月,曾在当地治疗无效而来诊。症见左髋部疼痛并波及左膝,自汗。病前有常在约1m高处跳下玩耍的习惯。查:体较胖而面色不华,左髋压痛,左下肢较对侧缩短约1cm,髋关节功能活动尚可,轻度纵行冲击痛,舌胖苔白,脉弦滑。X线摄片示:左股骨头骨骺变扁,密度增高,有小透亮区,髋臼变浅及间隙增宽。诊断:左股骨头骨骺无菌性坏死。

证属多次外伤后导致局部气血瘀阻,经脉不通,气血不能濡养股骨头而坏死。一般来说全身气血不一定虚弱,而主要是局部气血运行受阻,故治法重在通利血脉,投予当归四逆汤并选加土鳖虫、丹参、川续断、牛膝、鹿角胶等。每日1剂,水煎服后,再用药渣煎水热洗患部,同时禁负重,适当制动。

经治3个月后复查,患肢疼痛、跛行消失,双下肢等长。X线摄片复查示:左髋关节间隙较前变窄,股骨头骨骺较前增厚,骨质密度较前增高,干骺端见一局限性之囊变区。意见:左股骨头无菌性坏死经治有进展,病情好转。再嘱用上药半月善后。3年后追踪复查,肢体无异常发现,正常活动,照片复查示左股骨头正常。

【按语】

当归四逆汤出自《伤寒论》,由当归、芍药、炙甘草、大枣、细辛、桂枝、通草或加生姜、吴茱萸组成。原主治"厥阴伤寒,手足厥寒"及"寒入经络"所致的腰、腿、足疼痛之证。

陈朝坤认为,当归四逆汤以当归、芍药补血益阴、活血通脉;芍药、炙甘草缓急止痛、和营通脉;炙甘草、大枣健脾益气通脉;细辛、桂枝温经散寒、通利血脉、除痹止痛;桂枝、通草利关节、舒筋络、通血脉、消肿胀、止痹痛。诸药合用,共奏温经散寒、消肿止痛、健脾益气、养血通脉之功。

陈朝坤指出,应用本方的最终目的是通利血脉,使局部运行受阻的血脉恢复通畅,以濡养筋骨,使"阴血内虚,脉行不利"者"复阳生阴"。

股骨头缺血性坏死系发生于股骨头的血循环障碍疾病,属于中医"骨痿"的范畴。正如《内经》所描述的"骨枯而髓枯,故足不任身,发为骨痿",乃由血脉运行不利,骨骼失于濡养所致。多有外伤病史,症见患部疼痛、跛行、肌肉萎缩,功能活动受到限制。陈朝坤并不拘泥于当归四逆汤原方的主治之证,以通利血脉为治则,对该方随症加味,运用于血脉运行不利或受阻不通的股骨头缺血性坏死患者的治疗,收到满意疗效。

股骨头坏死的功能锻炼(一)

患者在被诊断为股骨头坏死后,医生都会让其患肢限制负重,卧床休息,进行手术或非手术疗法。在非手术疗法中,股骨头坏死靠修复就需1～3年的时间,修复快者也需半年。然而长期不负重卧床休息,是不易实行,也不提倡的。功能锻炼可防止废用性的肌肉萎缩,是促使早日恢复功能的一种有效手段。功能锻炼应以自动为主,被动为辅,由小到大,由少到多,逐步增加,并根据股骨头缺血坏死的期、形、髋关节周围软组织的功能受限程度以及体质,选择适宜的坐、立、卧位锻炼方法。

(1)坐位分合法:坐在椅子上,双手扶膝,双脚与肩等宽,左腿向左、右腿向右同时充分外展、内收。每日300次,分3～4次进行。

陈渭良
自创骨宝丸活力丸

陈渭良,广东省佛山市中医院主任医师(邮政编码 528000)。

由于对股骨头坏死的认识至今未被普遍重视,早期诊断技术尚未普及,患者多数失去早期诊断的机会,手术疗效也不肯定。陈主任采用骨宝丸、活力丸予以治疗,多能在短期内缓解疼痛,3个月左右疼痛消失。非损伤性股骨头坏死患者不绝对制动,亦能在半年左右后步态逐渐接近正常。部分病例股骨头由扁平逐渐膨起恢复圆形,骨坏死区消失,骨小梁结构恢复。对晚期股骨头坏死患者,行手术植入血管束及植骨,坚持内服骨宝丸亦取得满意的疗效。

中医学无股骨头缺血性坏死病症,近人将其划属"骨蚀"范畴。陈主任认为,股骨头缺血性坏死的发生与肝脾肾三脏关系密切,肾主骨,肾藏精,精生髓,髓充骨,骨的生长发育及其人体支架作用全赖肾精濡养和肾气温煦。肝藏血而主筋,肝血充盈才能"淫气于筋",筋骨得精血濡养才能柔韧刚健。脾主运化水谷精微及化生气血。肝脾肾三脏禀赋不足或后天受损,机能失调,精血化生转输障碍,筋骨关节濡养和温煦受到影响,则筋不柔、骨不坚、关节不利。创伤性股骨头缺血性坏死,因筋骨创伤而损及肝肾,治疗失当,早期祛瘀不得法,瘀不去则新不生,则气血运行失畅;中期未顾及健运脾土,气血化生乏源;后期未注意滋补肝肾,则精血不足;筋骨未恢复柔韧强健又过早负重劳作,致使股骨头气血不畅而滞涩作痛,不胜其荷而发生变形、关节不利。非损伤性股骨头缺血性坏死亦多有先天不足、后天脾土不健的内因。因此,陈主任强调,治疗股骨头缺血性坏死必须肝脾肾三脏并治。骨宝丸可肝脾肾并补,活力丸可活血祛瘀、畅运血脉。现代药理实验表明,骨宝丸有助于骨的修复,对骨折愈合有促进作用,并具有增强免疫的作用,对血栓及血液黏度、血细胞压积都有明显的改善作用。其治疗机理也与现代医学研究认为股骨头缺血性坏死是髓内瘀滞或血供阻断的病因病理相吻合。

骨宝丸、活力丸系陈主任治疗股骨头缺血性坏死经验方研制的专病制剂,在临床应用已有 20 多年。陈主任主要根据证候表现的不同,给服骨宝丸或加用活力丸。临床上表现为肝肾亏虚者则选用骨宝丸;如夹有血虚、血瘀者,则骨宝丸与活力丸同服,配合中药外敷及熏洗等疗法,取得了较理想的临床疗效。

股骨头缺血性坏死中期患者,内服骨宝丸、活力丸,每天 18 g,分 3 次温开水送服。中晚期患者,以内服骨宝丸为主,连续用 2~3 个月,患肢不负重,患髋外敷驳骨散,用舒筋洗药或洗三方熏洗,每月拍 X 线片复查,疗程为半年。

骨宝丸主要组成为熟地、当归、怀山药、山萸肉、杜仲等;活力丸的主要组成为丹参、三七、女贞子等。

股骨头坏死的功能锻炼(二)

(2)立位抬腿法:手扶固定物,身体保持竖直,抬患腿,使身体与大腿成直角,大腿与小腿成直角,动作反复。每日 300 次,分 3~4 次进行。

(3)卧位抬腿法:仰卧,抬患腿,使大小腿成一直线,并与身体成一直角,动作反复。每日 100 次,分 3~4 次进行。

(4)扶物下蹲法:手扶固定物,身体直立,双足分开,下蹲后再起立,动作反复。每日 100 次,分 3~4 次进行。

(5)内旋外展法:手扶固定物,双腿分别做充分的内旋、外展、划圈运动。每日 300 次,分 3~4 次进行。

(6)坚持扶拐步行的训练或骑自行车锻炼。

方臣芷

自拟健髋汤

方臣芷，供职于安徽中医学院附属医院（邮政编码 230031）。

方臣芷认为，各种致病因素作用于机体引发股骨头缺血性坏死，其关键在于机体本身的内在原因，即机体肝肾虚弱。因肾主骨生髓、肝主筋藏血，若肝肾亏虚，肾精、肝血无以充骨填髓；肾气衰惫，无力推动气血，加之外因诱发则可致股骨头失去正常温煦濡养，络瘀血阻而坏死。故其治疗应当以补益肝肾为主，以健骨强筋增髓，并佐入化瘀通络之品，以畅顺气血、疏利筋骨。如此可望骨充髓增，气血畅旺，使病骨得以再生和修复。

方臣芷自拟健髋汤基本方：熟地黄 20 g，鹿角胶（烊化）10 g，骨碎补 15 g，川牛膝 10 g，续断 15 g，蜈蚣 1 条，地龙 10 g，黄芪 10 g。每日 1 剂，水煎服，早、晚各服 1 次。阳虚局部欠温，下肢畏寒乏力，久卧久坐痛甚，得适当活动疼痛略减者加巴戟肉 10 g、桂枝 6 g；阴虚五心烦热，盗汗，舌红少苔者加龟甲 10 g，鳖甲 10 g；气滞血瘀，患髋刺痛，痛处不移，拒按者加赤芍 10 g，鸡血藤 10 g；湿阻经络，下肢酸胀沉重，苔腻者加薏苡仁 20 g，木瓜 10 g。

方臣芷自拟健髋汤，以熟地黄滋阴养血、补肾生精；鹿角胶乃血肉有情之物，功擅益肾助阳、壮骨充髓，上两味合骨碎补、牛膝、续断共奏补益肝肾、强筋健骨之效；入蜈蚣、地龙可通瘀活络；伍以黄芪，取其益气且走而不守，促其气血畅旺。方臣芷曾先后分别选取 50 余种具有补益肝肾、化瘀活络的中药进行分组配伍应用于股骨头缺血性坏死的治疗，通过反复验证，严格筛选，确认以上 8 味配伍组方效果最优。

方臣芷强调，运用自拟健髋汤治疗股骨头缺血性坏死的实践证明，其中熟地黄、鹿角胶用量不宜减少，否则将明显降低疗效。倘若患者食欲欠佳，恐熟地过于滋腻，可加用砂仁 5 g 同杵。

【典型病案】

章某,男,48 岁,工人。1990 年 11 月 2 日初诊。半年前开始左髋关节胀痛,时有刺痛,入夜尤甚,左下肢屈伸不利,渐至跛行,不能下蹲。因发病前两个月曾因雨天路滑而跌跤,故按扭伤行理疗、中成药内服治疗,病情渐加重,转来诊治。查体:左髋部压痛(＋),"4"字试验(＋),左髋关节前屈 60°,外展 15°,外旋 10°,内旋 5°,后伸 5°。X 线摄片诊断为"左股骨头缺血性坏死"。舌质淡、边尖有瘀点、苔薄白腻,脉象沉而细弦。予健髋汤加赤芍 10 g、鸡血藤 15 g。服 15 剂后,疼痛明显减轻。继服原方 1 个月,疼痛基本消失,已能弃拐行走、自行下蹲,惟夜间感髋部酸胀。继续按上方治疗 2 个月后,自觉症状完全消失,行走、下蹲自如。X 线摄片复查示:骨密度降低,关节间隙恢复正常。随访未再复发,已正常上班。

股骨头坏死的功能锻炼(三)

股骨头坏死早、中、晚三期锻炼要遵循动静结合的原则。动静结合原则就是局部限制运动,全身其他部位运动,就是限制股骨头局部的活动,使股骨头不受身体的压力,而让全身其他关节肌肉运动,以预防各个关节粘连形成的骨性关节炎和肌肉萎缩。

早、中、晚三期股骨头坏死在修复期必须及时去掉拐杖行走,如果不去掉双拐行走股骨头坏死恢复速度反而减慢,大大拉长了治疗的过程,浪费患者的宝贵时间和金钱。刚刚开始锻炼每次行走距离不要过长,以感觉到微有疲劳为宜,每一天可以多走几次。在锻炼过程中自己感觉到微有疲劳正合适,如果这时强行继续行走锻炼就会出行髋关节疼痛症状。

李玉秀

自拟活骨冲剂

李玉秀，供职于齐齐哈尔市中国人民解放军第203医院（邮政编码 161000）。

李玉秀根据"肾主骨"的理论，指出股骨头缺血性坏死之本为肾气不足，标为气血瘀滞，属本虚标实证，治宜补肾健骨、益气养血、活血镇痛。李玉秀在用自拟补肾复骨汤治疗股骨头无菌性坏死取得满意效果的基础上，进行剂型改革，研制开发出了活骨冲剂，用以治疗股骨头无菌性坏死，效果良好。

活骨冲剂的药物组成有肉桂、山萸肉、熟地、鹿角胶、川断、骨碎补、黄芪、白芍、血竭、龙骨、牡蛎、制川乌等，经加工制成颗粒装袋。每袋15 g（含生药10 g），成人用量每日3次。

治疗期间严格要求患者避免持重，减少髋关节运动量和劳动量，从治疗开始就要求扶双拐走路，直到股骨头的骨结构在X线摄片上显示已基本恢复为止，这一时间至少需1年。远行上班或外出时最好乘车；左髋患者亦不宜骑自行车；排便时以坐位为宜。患肢不宜长期牵引或固定，每日应作不负重下的髋关节功能锻炼，即平卧于床上髋关节作缓慢的、各方向的运动，以不产生明显的疼痛为度。

李玉秀的活骨冲剂，以肉桂、山萸肉、熟地、鹿角胶、川续断、骨碎补等补肾阳肾阴、强筋骨；黄芪、白芍等益气养血；血竭活血化瘀、消肿镇痛；制川乌散寒镇痛；龙骨、牡蛎含钙质较多，能够促进血液中钙磷的吸收，有壮骨强筋的作用。诸药合用，共奏补肾健骨、益气养血、活血镇痛之功。

刘日光

自创化瘀活骨汤

刘日光,供职于贵阳中医学院(邮政编码 550002)。

中医学认为股骨头缺血性坏死属"骨蚀"、"骨痿"与"髋骨痹"等范畴;刘日光认为本病是由先天不足、创伤劳损与感受外邪所致:先天不足,肾气亏虚,髓生无源,骨失所养而枯萎;创伤劳损则气血运行不畅,骨之脉络瘀阻,骨失濡养。创伤还可直接引起股骨头的血运障碍而导致本病的发生;引起本病的外邪主要是寒、湿、热等。寒湿为阴邪,必伤阳气,阳气受损则气血运行不畅而成瘀,经络闭阻,骨失濡养而发生坏死;热邪则劫动阴血,导致筋脉骨肉失养。自拟化瘀活骨汤以当归、桃仁、红花等活血化瘀通络为主;仙灵脾、骨碎补等补肾壮骨为辅;应用黄芪、徐长卿等益气活血、蠲痹止痛为佐使。全方共奏活血化瘀、补肾壮骨之功。因长期使用激素者以及嗜酒的患者多湿热内生,因此加入山楂、酒军等清利湿热。

自拟化瘀活骨汤由当归、桃仁、红花、仙灵脾、骨碎补、黄芪、徐长卿等 15 味中药组成。因激素或嗜酒所致者加山楂、酒军各 10 g。每日 1 剂,水煎内服,1 个月为 1 个疗程。服汤药 1 个月后,用上方炼蜜为丸,每日服 20～30 g。服药期间,尽量减少负重行走。

临床治疗结果显示,化瘀活骨汤对Ⅰ、Ⅱ期股骨头缺血性坏死的患者有显著疗效,对Ⅲ期患者有治疗效果,对Ⅳ期患者,由于股骨头塌陷,骨质硬化增生,血管的再生困难,因而疗效较差。化瘀活骨汤是以活血化瘀、补肾健骨为治则,根据股骨头缺血性坏死的病理过程与现代中药药理学理论选药组方,其作用机理是通过改善股骨头的血运、加速坏死骨的吸收和骨小梁的再生,从而改善股骨头的病理状态,使髋关节的功能尽可能地恢复。

【典型病案】

宋某,女,28岁,1993年初因车祸损伤左髋关节,住院治愈。于1995年1月起左髋关节酸痛,拍X线片无异常,未作治疗。因疼痛加剧,跛行,下蹲困难不能工作,于1995年9月13日初诊。检查见左腹股沟前方压痛,左髋外展内旋受阻。X线片示:左股骨头密度不均匀,有一新月影样密度减低区。诊断为左股骨头缺血性坏死(Ⅱ期)。服上方1个月后复诊,疼痛减轻,X线片无明显改变。继服上方,改作蜜丸,日服20~30 g。嘱患者尽量减少负重行走。1996年1月23日复查,服药共4个月,髋关节无疼痛、跛行,功能活动正常,无肌萎缩,X线片见新月影样密度减低区变小。嘱其继服丸药。1996年10月23日复查,X线片见新月影样密度减低区消失。

牛筋汤治疗骨坏死

牛筋汤治疗骨坏死不但可以协助骨坏死的康复,促进新骨的生长,而且可以帮助患者均衡饮食、强身壮体,并避免其他并发症的发生。

材料:牛蹄筋100 g,丹参、当归、火腿各15 g,香菇、葱白、生姜、味精、绍酒、食用盐等适量。

作法:首先将牛蹄筋用50 ℃温水洗净,然后放入开水煮沸后,放入碱15 g,把牛筋倒入,盖上锅盖焖2分钟,捞出用热水洗去油污;多次反复,待牛筋胀开后才能进行加工。这时将牛筋切成段状,放入蒸碗里,然后将丹参和当归放于碗周边,火腿和香菇摆于其上,再将生姜、葱白及调料放入后,上笼蒸3小时左右,待牛筋熟烂后即可出笼。

功效:该食疗方具有活血补血、舒筋活络的功效,是适用于骨坏死患者的补品。

田江华

自创健骨生

田江华,供职于山西医科大学第二医院(邮政编码 030001)。

股骨头无菌性坏死患者的临床症状主要表现为疼痛及功能障碍,骨坏死发展到Ⅲ、Ⅳ期后,因关节的变性也会引起功能障碍。前者,可以认为是一种功能性改变,后者则是一种器质性的改变。

健骨生是目前市售的专门用于治疗股骨头缺血性坏死的国家准字号中药(第三类新药)。现代药理实验和临床实践证明,该药无毒副作用,是治疗骨坏死、促进骨修复的理想药物。其缺点是价格偏高,经济收入差的患者难以保证长期服用。

口服健骨生用于治疗股骨颈骨折后出现的股骨头无菌性坏死,每次1袋(4.5 g),每日3次,饭前1小时用温开水送服,3个月为1个疗程。连续服用3个疗程。

服药期间,需做皮牵引,以坚持24小时牵引为宜。一般牵引重量选用5 kg,个别患者可根据具体情况增加重量,一般不超过体重的10%。皮牵引的时间一般为3个月,也可根据X线片、CT片上的改变,延长到6～9个月。之后必须扶拐行走,保证患肢不负重。

不能作24小时牵引的患者,根据病情及病变分期(Ⅳ期分法),症状轻的Ⅰ、Ⅱ期患者,可白天工作、行走时扶拐,患肢不负重,夜间行皮牵引。

扶拐时间的长短要根据X片及CT片的改变情况而定。服药期间还要做必要的功能锻炼,但需注意,尽量在不负重的前提下进行,循序渐进,逐渐增大活动范围,最好在皮牵引的情况下活动。

田江华的临床治疗结果表明,服用健骨生可明显改善疼痛,用药后患者功能也有所改善;骨坏死早期的患者改善明显;功能不改善的患者多为关节病变严重者。田江华指出,服用健骨生能够激化体内的成骨代谢,促进骨修复,但需长期服药。

【典型病案】

例1

张某,19岁,1998年4月23日,初诊。股骨颈骨折术后2年,因行走时疼痛、屈伸欠佳,复查X线摄片示:股骨头顶部有一大块密度增高的死骨,浓淡不均。股骨头坏死分期为Ⅱ期。共服药9个月后好转。1999年1月10日复查X线摄片示:死骨与正常骨质界限模糊,密度减低。患者自觉疼痛缓解,可扶拐行走。

例2

王某,女,38岁,股骨颈骨折术2年后,出现疼痛,影响活动。X线摄片示:股骨头外形略扁,皮质有断裂,可见数个增高影,骨小梁界限不清,基底部半月形高密度影。股骨头坏死分期为Ⅱ期。治疗9个月后疼痛缓解,能扶拐行走,能坐便。X线摄片示:外形仍略扁,皮质断裂处模糊,增高影密度明显减低,骨小梁可见,但模糊。

例3

王某,男,72岁,股骨颈骨折5年,伴股骨头坏死2年,疼痛,影响行走。X线摄片示:骨折处有透亮线,边界不清,可见高密度坏死骨块。股骨头坏死分期为Ⅳ期。确诊后治疗9个月,疼痛缓解,但髋关节功能仍未见明显改善。X线摄片示:骨折处可融合,部分密度恢复,坏死骨密度减低。

股骨头坏死患者的心理保健(一)

股骨头坏死病人心理改变颇为复杂,以下为常见的几种类型及相应的调护方法。

(1)自怨自艾型。这是股骨头坏死病人心理内向投射的后果。病人消极沮丧,丧失信心,感到自己成了家庭的包袱、单位的负担,认为自己的伤病、残疾拖累了家人,产生深切的内疚和自责。这类病人不愿意接受治疗,拒绝执行治疗方法。对他们最重要的是给予安慰、支持,讲清股骨头坏死经过治疗会获得较好疗效,坚定战胜疾病的信心,使他们重新认识到自己的价值,解除心理负担。

王衍全

古方二仙汤加减

王衍全,河南中医学院教授(邮政编码 450003)。

成人股骨头缺血性坏死,中医学认为属"骨痹"范畴,究其病因病机,多为肾气亏虚,复感风寒湿邪侵入骨关节所致。根据"痹者闭塞不通"之义,王教授制定了以二仙汤为主加减化裁治疗的方法。方以仙茅、仙灵脾、巴戟天温阳益肾、壮筋骨、祛风湿,用之为君,温而不燥;更以盐炒黄柏为佐,入肾经,坚阴气而祛邪热,相得益彰;黄芪、当归、川芎、鸡血藤四药益气养血、活血化瘀,促进坏死组织的吸收和替代;独活、木瓜、路路通三药祛风湿、通经络、舒筋止痛,以协助诸药祛邪;更有牛膝为引经信使,入肾经,补肝肾,壮筋骨,活血而通利关节。

二仙汤加减组成:仙茅 15 g,仙灵脾 15 g,巴戟天 15 g,黄芪 30 g,当归 10 g,川芎 10 g,鸡血藤 30 g,牛膝 12 g,盐炒黄柏 10 g,木瓜 15 g,路路通 10 g。寒湿者加萆薢 30 g,细辛 3 g;湿热者将盐炒黄柏改为生黄柏,加苍术 10 g,生薏米 30 g,木通 10 g;痰瘀者加白芥子 10 g,僵蚕 15 g。以上方剂每日 1 剂,水煎 2 次去渣,留药液约 600 ml,早晚 2 次分服。

对于股骨头缺血性坏死Ⅰ、Ⅱ期的患者,严格控制患肢负重并适当皮牵引治疗。双侧发病者可在床上;单侧发病者可扶拐下床。不负重行髋关节功能锻炼和股四头肌锻炼。Ⅲ期患者亦应尽量减少负重,根据 X 片情况,制定功能锻炼计划。

王教授强调,治疗股骨头缺血性坏死,除了内服药物,减少患髋负重和适当牵引也是必不可少的,它可有效地防止股骨头塌陷变形。同时指出,不负重的功能锻炼后予以手法治疗,可有效地防止肌肉萎缩和帮助恢复关节功能。

周林宽

自拟骨通治疗特发性股骨头坏死

周林宽,浙江中医学院教授(邮政编码 310009)。

特发性股骨头坏死患者的主要病因是长时期使用皮质类固醇激素,或长期饮酒,或两者兼而有之。周教授采用中药制剂治疗成人股骨头坏死,取得良好的疗效。

纯中药制剂骨通由炙黄芪、当归、紫珠草、补骨脂、白芍、茵陈、生山楂各等份组成,上药混匀,打成粉末,120目过筛,每12 g 一袋装袋备用。每次服12 g,每天2次,3个月为1个疗程。服药时,药粉用电热杯稍加煎煮,连渣服用。

骨通治疗特发性股骨头坏死,有明显的改善临床症状和体征作用,主要表现为疼痛减轻和髋关节活动度增大。但X线摄片变化不明显,周教授认为是由于常规X线摄片对骨坏死不甚敏感所致。

周教授的临床治疗观察结果表明,疗效与特发性股骨头坏死的早期诊断、早期治疗有很大关系。周教授认为,应该强调预防为主;治疗晚期患者,不能强求服用中药能使塌陷的软骨恢复圆球状,提倡手术疗法和内服骨通相结合的方法;对于早期患者,骨通能改善症状、体征,甚至有放射学上的好转。

【典型病案】

王某,女,40岁,工人1990年1月12日初诊。

1978年患红斑狼疮,服泼尼松1年,剂量为60 mg/d服1个月,30 mg/d服1个月。1983年出现左髋关节痛,但X线摄片显示正常,未予任何治疗。后来症状加剧,不能行走,遇寒湿加重,喜温、喜按摩。肝功能报告蛋白比例倒置,全休未上班。就诊时X线摄片示:左股骨头有斑片云絮状改变,外侧有弧线状改变,骨质疏松。诊为"激素性骨坏死"。嘱服骨通1个疗程。

1990年4月2日复查,自诉左髋痛减轻,已能步行,要求继续服骨通,X片改变不明显。1991年5月10日复查,诉已服骨通1年,疼痛消失,恢复正常上班。肝功能也恢复正常。检查左髋关节活动范围正常,无肌萎缩,大粗隆无叩击痛,X片复查未见变坏趋势、骨密度稍好转。患者满意,D'Aubigne分级改善4个级别。

股骨头坏死患者的心理保健(二)

(2)怨天尤人型。这是股骨头坏死病人心理外向投射的结果。尤其是激素性股骨头坏死及外伤性股骨头坏死的病人,往往焦躁不安、动辄发怒,责怪家人未全力照料,埋怨医护人员未尽心尽责,常因一些小事与家人或他人发生冲突。反复冲突的结果,是在住院期间和其他病人、陪护人员吵架,有的还与医护人员争吵,使人际关节恶化。人际关系中的矛盾,又反过来影响病人的情绪,使之更觉得人们对不起自己。这类病人心理改变的关键还是对疾病的好转缺乏信心,从而产生焦躁情绪。因此,周围的人要努力改善同他的关系,理解他,同情他,帮助稳定其情绪。

(3)服从依赖型。这是股骨头坏死病人习惯化的表现。这类病人按时诊治,把每天的治疗作为例行公事,执行医嘱一丝不苟,老老实实地卧床休息,整天与床为伴,看病、服药和休息便是全部的生活内容,似乎是十分模范的病人。但是他们太安心于做一个病人,全心全意地相信医生,依赖治疗,不相信也不发挥自己的力量,习惯于休养生活,心安理得地接受他人的照顾,不愿意进行髋关节的功能锻炼和各种康复性治疗。对这类病人,在病情许可的情况下,鼓励他们活动和锻炼,鼓励他们对自己提出一定的要求,相信自己的力量和机体的抗病能力,主动与疾病作斗争。

第三部分 名中医外治疗法用于股骨头坏死

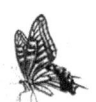

马在山
内外兼治股骨头坏死

马主任为探索股骨头缺血性坏死的非手术疗法,经过50多年的临床实践,以补肾生骨、活血通络为治疗原则,采用中药内服、外洗的方法,治疗股骨头缺血性坏死,获得了满意疗效。

一、内治法

(1)骨丸1号,主要成分为石菖蒲、血竭、百草霜、奶粉等,功能为通痹行气、活血逐瘀散结、补肝,主要用于外伤引起的股骨头缺血性坏死。蜜丸重6 g,每次2~3丸,每日2~3次,温开水送服。

(2)骨丸3号,主要成分为象皮粉、石菖蒲、血竭、透骨草等,功能为通痹行气、活血散瘀、解骨中毒气、散风祛湿止痛,主要用于服用激素类药物引起的股骨头缺血性坏死,蜜丸重6 g,服法同上。

内治法:成人每次口服马氏骨片3~5 g。每日3次,每个疗程3个月。

二、外治法

以中药浴、中药熏敷及中药导入为主。外洗方的主要成分为骨碎补、石菖蒲、急性子、仙灵脾、莪术、三棱,功能为透骨软坚、通窍、解骨中毒气、补肾强筋骨。

根据患者的病情,适当选择局部推拿、下肢牵引、蹬车运动及下肢功能锻炼等辅助治疗,以增强疗效。

马主任骨丸具有行气通络、活血化瘀、补肾强骨的功效,改善骨组织的血供,祛瘀生新、促进死骨吸收、新骨增生,促进筋骨再生和修复,使骨坏死得到良好的修复。

马主任的临床治疗观察结果表明,患者的症状缓解明显,功能恢复满意,疗效稳定。

【典型病案】

马某,女,33岁,医生。患者因患红斑狼疮症,曾长期、大量服用激素。1981年6月X线片示:股骨头无菌性坏死。症状逐渐加重,由跛行步态至架双拐行走,双下肢分不开,不能盘坐。1985年10月来院诊治。予内服骨丸3号,外用洗方熏熘。1987年4月住院治疗,除服骨丸3号外,加中药浴,坚持外洗药熏熘,每日仍需服激素3片。治疗3年后,患者已无明显疼痛,活动功能明显好转,并弃拐行走。功能对比:治疗前外展左3°、右5°,外旋左4°、右5°,前屈左20°、右25°;治疗后外展左20°、右20°,外旋左28°、右20°,前屈左85°、右85°。X线片示:双髋骨坏死死骨吸收,新骨增生,明显好转、修复和改建。

股骨头坏死的熏洗药方(一)

熏洗治疗股骨头坏死是保守治疗的一种方法,是中医治疗股骨头坏死比较常用的辅助疗法。熏洗疗法治疗股骨头坏死比较简单,患者在治疗过程中,如果往往可以坚持使用,往往可以达到很好的辅助治疗效果。

疏筋活血汤

【组成】桃仁、丹参、地龙、伸筋草、豨莶草、透骨草、木瓜各30 g,当归、柴胡各20 g,荆芥、红花、防风各15 g,甘草10 g。

【用法】将上药纳入盆内,用开水浸泡10分钟左右,或加清水250 ml,煎数沸,将药液倒入盆内,待温时浸洗患处,每次浸洗40分钟,药凉加热后再用。每日1剂,每日浸洗3次。

【功用】疏筋活血,消肿止痛。

【主治】软组织损伤,股骨头坏死等。

马在山 药浴治疗股骨头坏死

药浴法是中医外治法的重要组成部分,由于简便易行,缓解症状快,在中医临床中得到了广泛地应用。通过较长时间的全身浸泡,中药可通过皮毛、腧穴,由表及里渗透到肌肉、韧带和骨骼,以疏通腠理、开放毛窍,达到温经祛邪、通经活络、活血化瘀、调养气血、改善局部功能的作用。

马主任遵照中医辨证施治的原则,采取马氏系列方药,对药浴的设备不断改进,治疗股骨头缺血性坏死,取得了显著疗效。

一、辨证施治

(1) 肾虚毒瘀型

有使用激素类药物史,可单侧或双侧相继发病,髋关节隐痛或钝痛。治以补肾生骨、扶正解毒,药用骨碎补、透骨草、伸筋草、急性子。

马主任重用骨碎补,以补肾填精、活血化瘀、解骨中之毒;以透骨草活血化瘀、祛风除湿;以伸筋草祛风除湿,舒筋活络;以急性子活血化瘀软坚。

(2) 气滞血瘀型

有明显的急性或慢性损伤史,常单侧发病,以针刺样痛多见。治以活血化瘀、行气通络,药用急性子、三棱、莪术、透骨草。

马主任重用急性子活血化瘀软坚;以三棱、莪术破血行气、消积止痛;以透骨草活血化瘀、祛风除湿。

二、药浴方法

按以上分型,用上方诸药共 2 000 g(10 人次量)放入药浴桶中浸泡 1 小时,再用锅炉硬气煮沸 1 小时许,通过放药水管道将药液输入各浴盆中(根据实际人数或浴盆多少,可加减药量),然后加凉水调温至 40 ℃左右,水量以患者平坐浴盆内齐胸为宜,每次浴泡40分钟。浴后将药水放掉,消毒浴盆后再放药水第二人药浴,浴后用清水洗净身体。每日药浴1次,3个月为1个疗程。

三、注意事项

患有心脏病、肝病、性病、皮肤病及体质虚弱者禁浴;保持浴室内空气流通;水温不易过热,以免出汗过多,造成虚脱;浴后注意不要感受风寒。

马主任认为,股骨头坏死除有骨质破坏外,随着患病时间的延长,髋关节活动功能逐渐出现障碍,有些患者经治疗后骨质修复,但髋关节功能仍有不同程度的障碍,给生活和工作都带来不便。

马主任在临床上体会到,中药浴对髋关节功能恢复有很好疗效。患者每次药浴后,髋关节活动度在外展、内收、外旋、内旋、前屈方面都能增加$5°\sim15°$,虽然几小时后又挛缩到原来的活动度,但经过多次反复的药浴治疗,功能活动度可逐渐增大。因此,马主任指出,用药浴法治疗股骨头缺血性坏死,解决髋关节功能障碍有非常重要的意义。

【典型病案】

马某,男性,64岁,干部。患者因皮肤过敏1987年静脉输地塞米松,1990年3月出现双髋关节隐痛、跛行,功能障碍逐渐加重,1992年3月18日住院接受治疗。

主诉:双髋关节、双下肢寒凉隐痛,面色淡白,形体瘦弱,懒言,用双拐行走仍困难。双髋关节活动障碍严重,下蹲及穿鞋袜困难。局部及纵向叩击痛(+),腹股沟中点压痛(+)。X线片示:双侧股骨头塌陷变形,头顶部大块楔形死骨,死骨下有吸收带。舌淡白,脉沉弱。辨证:肾虚毒瘀,股骨头坏死。治以补肾生骨、扶正解毒,用骨碎补、透骨草、伸筋草、急性子药浴治疗192天,髋关节功能逐渐恢复,可弃拐行走。

刘育才
股骨头坏死的中医综合疗法

刘育才,供职于四川省成都骨伤医院(邮政编码 610031)。

股骨头缺血性坏死是骨科临床常见的难治性疾病,其病因比较复杂,临床常见的有股骨颈骨折、外伤性髋关节脱位、小儿先天性髋关节脱位治疗不当等等,部分病例原因不明。刘育才通过临床治疗观察认为,外伤在股骨头缺血性坏死的发病中占有重要的位置。

股骨头缺血性坏死的基本病理为缺血导致骨细胞破坏而发病,刘育才强调:治疗的重点在于改善血液的循环、加快新骨的形成、促进坏死骨的修复。基于这一原则,刘育才经多年临床治疗、探索,总结出一套治疗股骨头缺血性坏死的中医综合治疗方法,取得了一定的疗效。

1. 按摩

患者侧卧,患肢在上,前由患侧腹股沟至髌骨上缘,后由患侧髂后上嵴至臀部,再至髂窝,先轻缓以揉、拿之法,后逐渐加大强度,施以分筋、提弹、按等法,每法持续5分钟左右。再以肘部挟患肢小腿,另一手扶患者髂部,令患者伸直膝关节后,将患者患侧髋关节被动外展 30°～40°,沿顺时针及逆时针方向分别摇 3 次,最后施以搂、拍之法,从上到下 3 次。

2. 针灸

取肾俞、环跳、风市、阳陵泉透阴陵泉、足三里、三阴交等穴,以深针、强刺激,得气即止。

3. 中药

内服自拟"滋骨丸",药用生地、熟地、鸡血藤、龟甲、黄芪、巴戟天、丹参各 100 g,当归、川芎、枸杞、鹿角片、猴骨、补骨脂、白术、杜仲各 50 g。以上诸药,加工成极细末,和蜜为丸,每丸约 6 g,每日 3 次,每次服 1 丸。

4. 熏洗

陈艾、甘松、松节、白芷、路路通、川芎、干姜、石菖蒲、丹参、当归各 50 g。煎汤熏洗,每日 2 次。

刘育才认为,按摩主要是促进血液循环,对于栓塞致血循环障碍而引起股骨头坏死者,可促使血栓溶解、吸收。对于血管破坏而导致坏死者,按摩可增加毛细血管开放,并促进新的供血系统的生长。血液循环的改善,一方面可减缓病因,另一方面可加速祛瘀生新的过程。

刘育才指出,针灸的主要目的在于疏通经络。经络闭阻,则气血运行不畅。疏经活络,经脉通利,气机条达,则病可愈。

现代医学研究认为,股骨头缺血性坏死的新骨生长缓慢是造成关节面塌陷及继发退行性骨关节炎的重要因素。刘育才强调,在使用活血中药的同时,加强补肾填髓、壮骨益气的药物十分重要。对于这类药的使用,也体现了中医以非手术疗法治疗股骨头缺血性坏死的优势。

【典型病案】

王某,女,49岁,1990年11月27日初诊。患者于1989年8个月跌跤后致右髋部疼痛,经某医院摄片诊断为"右股骨颈骨折",骨牵引治疗3个月,下地行走后,仍感髋部持续疼痛。伤后8个月再次摄片检查,诊断为"右股骨头缺血性坏死"。来就诊时,右髋部酸痛,负重困难,扶双拐,X线摄片显示右股骨头坏死、塌陷。经上述中医综合疗法治疗6个月后,髋部疼痛明显减轻,右下肢已负重。X线摄片:关节光滑,间隙可见,右股骨头缺血性坏死已修复。

股骨头坏死的熏洗药方(二)

外洗药方

【组成】川乌、草乌、苍术、独活、桂枝、防风、艾叶、花椒、刘寄奴、红花、透骨草、伸筋草各10 g。

【用法】上药共研粗末,用纱布袋装入,扎口,加清水1.5~2升,煎数沸,将药液倒入盆内,趁热先熏后洗患处,或渴渍患处,洗后用药包熨患处。每次熏洗熨1~2小时。每日1剂,每日熏洗2次。

【功用】温经散寒,活血通络。

【主治】软组织损伤日久,局部肿硬发凉,关节活动功能障碍以及骨折愈合延续,股骨头坏死等。

费鸿鑫

小儿股骨头坏死需综合治疗

费鸿鑫,供职于浙江省杭州市中医院(邮政编码 310006)。

小儿股骨头坏死,亦称股骨头骨骺炎、股骨头无菌性坏死或扁平髋,在治疗上至今仍是个难题。

费鸿鑫认为,小儿股骨头坏死患儿大多先天不足、素体虚弱,再加上外伤,未得到及时治疗和休息,导致气血凝滞、营卫不通、经脉受阻,从而导致股骨头失去正常的气血温煦和濡养,造成骨骺血供障碍。

费鸿鑫采用综合疗法治疗小儿股骨头缺血性坏死,结果表明,Ⅰ期、Ⅱ期的患儿保守治疗疗效较为满意,Ⅲ期、Ⅳ期患儿以手术治疗为佳;早期发现、早期治疗,病程短、年纪小的患儿,疗效较好。此外,在临床中费鸿鑫还发现,本病患儿中男性较女性为多,可能与男孩活动强度大、受伤机会多有关;而农村患儿发病率高,则可能与家长的重视程度有关。

费鸿鑫综合疗法:嘱患儿绝对卧床休息,患肢做皮牵引,重量1.5~3 kg,于股骨头处外敷散瘀膏(丁香、肉桂、冰片、血竭)。内服血府逐瘀汤加减:当归、生地、桃仁、赤芍、川牛膝各10 g,川芎4.5 g,红花、炮山甲、无名异各6 g,制乳香、青皮各5 g,生甘草3 g。待患儿病情好转进入恢复期后,外敷药改用愈伤膏(甘松、山柰、白芷、血竭、乳香、没药、山楂、莪术、川芎),内服益气养血愈风汤(清炙黄芪、当归、川牛膝、防风,适量白糖,每日2次,每次50 ml)。

【典型病案】

谢某,女,13岁。2个月前在上体育课跑步时,曾数次摔跤,后发展为跛行。在其他医院诊为"股骨头无菌性坏死",建议住院手术治疗。因家长对手术有顾虑,于1994

年10月5日来诊,经查右髋关节股骨头处压痛明显,分髋试验阳性,股四头肌及臀部肌肉明显萎缩,右下肢短缩1.5 cm。X片示:骨骺大部受侵害,骺有节裂,股骨颈增宽,干骺端呈弥漫性密度降低,为Ⅲ期缺血性坏死。嘱患儿绝对卧床休息,患肢水平位皮牵引,重量2.5 kg,外敷散瘀膏,内服血府逐瘀汤加减。1个月后拆除牵引,嘱床上膝关节功能活动1周,继续皮牵引1个月,外敷愈伤膏,内服益气养血愈风汤。3个月后拆除皮牵引,嘱床上作膝关节功能锻炼,配合手法推拿,隔日1次,仍间断服用益气养血愈风汤。半年后不负重扶拐行走,内服六味地黄汤(熟地黄24 g,山药12 g,山茱萸12 g,泽泻9 g,茯苓9 g,丹皮9 g)加减。9个月后X线复查,骨骺高度基本无变化,无死骨样阴影,股骨头无塌陷,两下肢等长,分髋试验阴性。1年后追访,已完全恢复正常。

股骨头坏死的熏洗药方(三)

海桐豨莶汤

【组成】伸筋草、透骨草各30 g,三棱、莪术、秦皮、红花、海桐皮、豨莶草、黄柏各15 g。

【用法】上药加清水2.5升,煎沸20分钟后,将药液倒入盆内,趁热熏洗患处,每次15～30分钟,每日熏洗3次,每剂可用5～6次。

【功用】活血通络,消肿止痛。

【主治】下肢局部软组织损伤、挛缩疼痛,股骨头坏死等。

崇桂琴
自创髋三针治疗体会

崇桂琴,供职于山东中医药大学附属医院(邮政编码 250011)。

髋三针,是指崇桂琴发明的专治髋部疾病的3个穴位。

1. 定位

髋一针在股骨大转子最高点与髂棘连线的下 1/3 之间;髋二针、髋三针分别以髋一针为中心向左右各旁开45°角等距取穴。

2. 操作方法

用28号、30号2.5~3寸毫针,向股骨头方向斜刺2~3寸,以轻微的提插法使针下沉重,患者感到针处酸胀或热感后,留针30~50分钟,留针期间,每隔10分钟行针一次,并在针上置艾炷温灸,或用TDP,或用频谱仪等照射。每日1次,30次为1个疗程。

崇桂琴认为髋三针属于以痛为腧的取穴法,即局部取穴,治疗局部疾病,冠以"髋三针"之名便于记忆。依据所居之位的骨骼标志定位,易于掌握。

崇桂琴运用髋三针治疗股骨头坏死,取得了疼痛缓解、功能改善的良好疗效。治疗结果提示,髋三针具有修复股骨头的功能,适宜治疗髋部疾患。

高 玲
股骨头坏死针刺疗法

高玲,供职于长春中医学院(邮政编码 130021)。

股骨头无菌性坏死,主要以髋关节疼痛、功能受限为主要症状,因其缠绵难愈、致残率高,为广大患者所苦恼。

高玲认为,针灸可以疏通经脉,调节人体脏腑气血,加强局部血液循环,增加组织营养,提高新陈代谢,缓解局部肌肉、韧带的痉挛,从而达到止痛、改善功能、促进骨质修复和再生的目的。配合中药活血Ⅲ号、活血Ⅳ号,则可活血化瘀、补肾壮骨、扶正祛邪。两者合用可明显增加疗效,促进股骨头无菌性坏死患者的早日康复。

高玲应用以下针刺为主、配合中药的方法治疗股骨头无菌性坏死,取得满意疗效。

针刺分2组穴,Ⅰ组穴:秩边、环跳、居髎、承扶、阳陵泉、绝骨、阿是穴;Ⅱ组穴:急脉、髀关、血海、阴陵泉透阳陵泉、三阴交、阿是穴。

采用平补平泻手法,针刺得气后接通6805-1型治疗仪,用疏密波,强度以患者能够耐受为度,主穴连接2~4个穴,通电30分钟,每次1组,2组交替使用,每日1次,3个月为1个疗程,连续10天休息1日。

治疗期间,同时服用中药活血Ⅲ号、活血Ⅳ号。

【典型病案】

李某,男,23岁,学生。因左侧髋关节疼痛,活动受限2个月而来治。半年前有外伤史。查左侧髋关节局部压痛,"4"字试验(+),Thomas征(+),关节活动受限。X线摄片示:左侧股骨头顶端呈阶梯状塌陷阴影。入院后即采用针灸、中药治疗,按上述方法操作,1个疗程后疼痛消失,活动度基本正常。X线摄片示:左侧股骨头顶端塌陷处有骨小梁重新排列、分布。继续巩固治疗1个疗程,症状及体征基本消失,X线摄片示正常。嘱患者注意休息,随访2年无不适感觉。

股骨头坏死的熏洗药方(四)

桃仁熏洗方

【组成】桃仁、乳香、没药各10~16 g,红花7~13 g,独活、羌活各13~15 g,防己25~32 g,苏木32 g。

【用法】上药加清水2升,煎沸5~10分钟,将药液倒入盆内,趁热先熏后洗患处,每次熏洗20~30分钟。每剂可用2天。

【功用】祛风除湿,活血通络,消肿止痛。

【主治】急、慢性软组织扭挫伤,关节肿痛,陈旧性损伤,股骨头坏死等。

活血止痛熏洗汤

【组成】白矾12 g,当归、白芷、木瓜、怀牛膝、五加皮、透骨草、红花、艾叶、花椒、延胡索、青皮、乳香、没药各9 g。

【用法】上药加清水适量(约1.5升),煎沸10分钟,将药液倒入盆内,待温,边煎边洗。注意用水不要太热,以免烫伤起水泡。或用清洁白布,沿患处周围包裹3~4层,然后用热水在布外频频擦洗。每日1剂,洗3~4次。

【功用】活血止痛。

【主治】跌打损伤、股骨头坏死等。

马淑华

股骨头坏死针灸治疗

马淑华，北京中医医院针灸科主任医师（邮政编码 100010）。

股骨头坏死系由股骨头的血液循环在多种内外因素的作用下出现障碍，使骨质发生萎缩、消失，股骨头变形，病人的髋关节功能障碍而致残的疾病。

马淑华认为，激素性股骨头坏死属于中医"骨蚀"的范畴，因久病体虚或寒邪侵袭，又长期或大剂量服用激素，湿热偏盛，虚邪或寒邪与湿热相搏，久留内停，伤经损脉，致使气血运行受阻。病久伤肝及肾，肝肾亏虚，精血不足，筋骨失其濡养，导致筋骨萎软，关节不利，肾健则髓充，髓满则骨坚，反之则髓枯骨萎。

根据针灸学说，足少阳胆经走行于身之侧，所经部位以骨节最为显著，从上而下，有头角、胸胁、髀枢、股、外辅骨、绝骨等。《灵枢》指出：足少阳胆经主骨所生病。又说："少阳为枢……枢拆则骨摇而不安于地，故骨摇者取之少阳。"中医认为肾藏精主骨生髓，肝主筋藏血主疏泄，少阳属胆，肝胆互为表里，肝肾同源，可见骨髓的气化所聚在于少阳。

临床上取胆经之穴治疗股骨头坏死，可激发少阳经气、转枢之机，增强骨髓气化，经气充盛，筋骨濡润，气血调和，则股骨头坏死有望修复。

马淑华认为针灸治疗股骨头坏死，可激发少阳经气，补益肝肾，活血通络，使气血旺盛，驱邪外出，血脉流畅，通则不痛，髓充骨坚，坏死修复而愈合。

马淑华提出以补益肝肾、活血通络为治疗原则。具体治疗方法：双侧股骨头局部围刺，每次5~6针，约1~1.5寸深。配以巨髎穴、绝谷穴，用平补平泻的手法，留针25~30分钟。加用远红外烤灯。马淑华采用这一方法治疗股骨头缺血性坏死，取得了良好的效果。

马淑华认为,局部围刺,可以疏通经络、活血化瘀、清利湿热。《灵枢》曰:"是故血和则经脉流行,营复阴阳,筋骨劲强,关节通利矣。"长期服用激素,湿热偏盛,加之病久体虚,虚邪相搏,气机不利,血脉阻滞。局部围刺,可以改善局部血液的运行。

巨髎为足少阳胆经的穴位,具有强筋壮骨、通经活络的功效。绝骨也是足少阳胆经的穴位,为髓海,骨者髓之府,骨者髓所养。取髓海绝骨穴,有填精益髓、补益肝肾、舒筋活络的作用。

外加远红外烤灯理疗可温通经络、理气活血,促进血管扩张,改善血运,缓解痉挛,促进局部新陈代谢,加速骨坏死的修复和愈合。

【典型病案】

沙某,女,36岁。初诊日期:2000年3月20日。

主诉:双髋关节疼痛、活动受限1年余。患者曾于1996年10月患咽痛、失音、口腔溃疡反复不愈。后经口腔医院诊断为"天疱疮",给予泼尼松口服治疗1年余。因致双髋关节疼痛,活动受限,持拐行走,但无明显跛行,无静息痛。

检查:双侧髋关节功能活动受限,其活动度均为屈曲80°、外展15°、外旋10°、内收5°,双侧腹股沟中点压痛(+),双粗隆叩击痛(+),托马氏征(+),"4"字征试验(+)。X线摄片(骨盆正位片)示:双侧股骨头密度影增高,并可见小囊状透亮区,左侧股骨头变扁。舌苔白,脉沉。

诊断:激素性股骨头坏死。

建议手术治疗,患者未同意,即转针灸科。辨证为血瘀阻络、肝肾亏虚。治宜活血通络、补益肝肾。予双侧股骨头局部围刺5~6针,约1~1.5寸深,配居髎、悬钟(绝骨),施平补平泻手法,留针25~30分钟,加用远红外线照射。

经治疗3次后疼痛减轻,1个月后功能活动明显改善,行走无痛感。治疗由每日1次改为每周3次,继续巩固治疗,总疗程达1年。再行X线骨盆正位片示:双侧股骨头小囊状透亮区消失,被新骨填充,左侧股骨头塌陷不明显。

【按语】

激素性股骨头坏死,属中医学"骨蚀"范畴。因原发病病久体虚,又长期服用激素药物,湿热偏盛,形成虚邪相搏,久而内着,经脉瘀阻,日久伤及肝肾,致精血不足,筋骨失养,出现关节活动不利而痛。治以局部围刺,可疏通经络、活血祛瘀、清利湿热。居髎、悬钟(绝骨)均为足少阳胆经之穴,针刺居髎,能强壮筋骨、通经活络,亦为局部取穴；悬钟（绝骨）为八会穴之一，为髓之会，骨者髓之府，倚髓所养。所取之穴皆为胆经腧穴，以激发少阳经气，补益肝肾，濡养筋骨。另加用远红外线照射，可温通经脉，使局部血管扩张，改善血运。《素问·调经论》指出："血气者喜温而恶寒，寒则不能流，温则消而去之"，使血脉流畅，驱邪外出，通则不痛，髓充骨坚，加速坏死灶修复与愈合。

股骨头坏死的熏洗药方（五）

【组成】苍术、细辛、羌活、桑枝、石菖蒲、薄荷（后下）、白芷各 9 g，川椒 6 g，生姜 62 g，木瓜、生川乌、生草乌各 15 g，陈皮、葱白（或葱子）、陈艾各 31 g。

【用法】上药加清水 3 升，煎数沸，将药液倒入盆内，趁热先熏后洗患处，每次熏洗 20～30 分钟。熏洗后擦干肌表，再用绷带包扎，以防感受寒邪。每日熏洗 2 次，每剂可用 2 天。

【功用】散寒活血，顺气除湿，活筋通络。

【主治】骨折愈合后酸痛麻木、关节强硬等后遗症及股骨头坏死等。

以上就是比较常用的熏洗治疗股骨头坏死的药方，这些药方不仅对治疗股骨头坏死有效，还对其他一些骨科疾病有疗效。可根据症状选择使用。

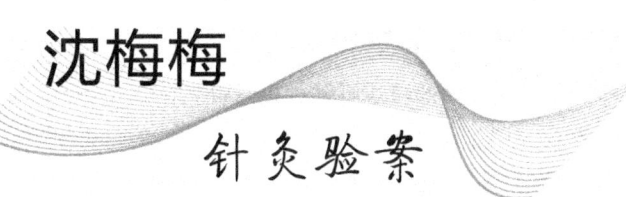

沈梅梅 针灸验案

沈梅梅，供职于浙江省宁波市第一医院（邮政编码 315010）。

【典型病案】

王某，男，10岁。1990年12月23日初诊。1987年因外伤而致股骨头无菌性坏死，在某医院治疗2月余，疗效不明显。1988年3月去沪住院治疗，做髋关节人字石膏治疗3个月，半身石膏治疗2个月，然后又进行牵引治疗，但仍步行困难。

症见：精神不振，纳差便溏，二便不能自理，舌黯淡，苔薄，脉细。

检查：左下肢短缩，大腿及臀部肌肉萎缩，左下肢细而无力不能伸直，行走明显跛行，左髋与大腿部疼痛，左髋关节屈伸尚可。X线摄片示：左髋骺缩小、扁平，股骨颈变粗、缩短，左髋关节间隙略见增宽。同位素检查：双侧股骨头显像，左侧股骨头处放射性明显低于右侧。

证属久病体虚，骨病及筋，脉络瘀滞。治拟益气补肾、壮骨强筋、活血通络。取穴：环跳、居髎、阳陵泉、绝骨、足三里、命门。

操作：环跳、居髎针刺用泻法，留针15分钟，再用艾条熏灸10分钟；足三里、命门、阳陵泉、绝骨用针刺补法，留针15分钟。每天治疗1次，10次为1个疗程，休息3～5天，进行下一疗程治疗。

结果：1个疗程后，患者能单独行走，二便能自理；连续治疗6个疗程，诸症基本消失。1991年8月5日复查X线摄片，提示左股骨头无菌性坏死好转。随访未再复发，与健康儿童一样，能参加正常活动。

【按语】

股骨头坏死造成髋关节疼痛、下肢功能障碍，目前虽有人工关节置换术予以治疗，但后遗症较多。

　　沈梅梅认为,由于外伤引起股骨头血液供应全部或部分阻断,致使股骨头发生坏死,使关节面直接接触摩擦,股骨头变粗缩短,从而引起局部疼痛,下肢功能发生障碍,日久则筋肉萎缩不用。为此,沈梅梅运用针灸益气补肾治其本,疏经活血治其标,使骨壮筋柔,则病自康复。

股骨头坏死患者的食物选择

　　股骨头坏死患者,对于乳制品可以选择一些钙、磷比例比较适中的产品,如牛奶,含有蛋白质、乳糖等物质,可使钙、磷等得到充分吸收。如果每天喝2杯牛奶就足以达到成人的钙需要量。

　　为了更好地使乳制品中的钙、磷成分吸收,应该每天在食用乳制品的同时"晒太阳",保证每日"晒太阳"1小时左右,这样会收到更好的效果。除了乳制品,另一种含较多钙质的食物是动物骨头汤。但骨头汤中钙离子较少,钙的浓度较低,故在煮汤时,先将骨头砸裂,可增加矿物质和蛋白质的溶出率。

　　股骨头坏死患者的主食应以米、面、杂粮为主,做到品种多样,粗细搭配。

弓利风
推拿及康复训练验案

弓利风,供职于新疆乌鲁木齐市兰州军区乌鲁木齐总医院(邮政编码830000)。

【病案】

患者,男性,56岁,干部。于2001年1月23日走路时不慎滑倒,右髋部着地,致右髋臼粉碎性骨折并右髋关节中心型脱位。在当地医院行右侧股骨髁上骨牵引术后,又转至北京某医院继续行右侧股骨髁上骨牵引术,8周后去除牵引,于5月中旬转到理疗科进行治疗。MRI检查示:右髋臼陈旧性骨折(右侧股骨头缺血坏死改变)。理疗科遂为其制定治疗及训练计划,如推拿、功能训练、蜡疗、超短波等。具体治疗经过如下。

1. 缺血坏死期的治疗

采用以下综合疗法治疗。

(1)推拿:揉大腿前面,先自大腿近端始,渐向其远端,再自远端渐向近端,如此往返,持续4~5次。

掌揉腹股沟,持续治疗百余下,手法力度宜小而均匀;

侧卧位,指揉股外侧面,自近端始渐向远端往返4~5次;

指揉阳陵泉穴,持续20~30下,以患者自感轻度酸胀为宜;

俯卧位,揉臀部及大腿后面,由上至下,再由下至上,往返4~5次,手法须深透。

(2)功能训练:被动活动其右髋关节,屈膝屈髋每次20下,以轻微疼痛为限;屈膝时做髋关节的内旋外旋,每次10下;

直腿抬高每次20下;侧卧位,大腿外展每次20下;俯卧位,大腿后伸每次20下。

(3)超短波:无热量,每次15分钟。

(4)蜡饼法:右髋部腰骶部敷蜡,每次30分钟。

以上治疗每日1次,历行3个疗程(1个疗程20天)。

患者2001年8月21日,又行MRI检查示:信号趋于正常,病灶范围缩小,右股骨头及右髋关节缺血性改变,较前片对照病灶明显好转。

2. 恢复期的治疗

加大训练强度,防止肌萎缩,停超短波,继续给予推拿,部位手法治疗同前,功能训练加阻力(根据患者情况量力而行)。Ⅱ期治疗历行3个疗程(1个疗程20天),患者于2002年5月25日复查MRI显示:右股骨头缺血坏死治疗后基本正常,与前片对照异常信号基本消失。

【按语】

髋臼骨折、损伤后股骨头坏死的发生率高达50%。患者于伤后5个月时行MRI检查,发现并确诊为创伤性股骨头缺血坏死。

弓利风认为,推拿的推挤、揉按可使肌肉活动增强、血液循环改善,因而促进局部的新陈代谢,此外还可将粘连的组织推剥分离;功能训练起到了强健肌肉、滑利关节、增强关节活动度、促进骨钙吸收、改善骨质疏松的作用;在超短波电场作用下,可使骨髓血液充盈量增加。现代动物实验表明,其对骨髓造血机能有刺激作用,可使周围血液中网织红细胞增高,小剂量超短波电场使网状内皮系统吞噬机能增强,使结缔组织再生过程加强,加速骨折愈合。由于蜡疗具有持久的热效应,能产生柔和的机械压迫作用,促进静脉及淋巴液的回流,并引起局部汗腺分泌增强,加速代谢过程,可增强推拿及康复训练的治疗效果。

弓利风指出,长期的综合训练治疗,促进了本例股骨头坏死的治愈。

湿热不重、正气已虚型股骨头坏死食疗方一则

穿山龙6g,鸡蛋2个,精盐、素油各适量,香油少许,将鸡蛋磕入碗内,加洗净切碎的穿山龙,调入精盐、香油,搅拌均匀。锅内放油烧热,将调好的鸡蛋放入烧熟即可。一次食用,有健脾化湿、清利关节之功。

谭 涛
腹部推拿治疗股骨头坏死

谭涛，供职于天津中医学院第一附属医院（邮政编码 300193）。

股骨头坏死是由于不同病因使股骨头血液供应不足而造成的疾患，临床主要表现为髋关节或膝关节疼痛，股内收肌痛，跛行，行走困难，髋关节活动受限，以内旋及外展活动受限最为明显。

谭涛认为，股骨头坏死属中医"骨蚀"范畴。根据中医辨证，将股骨头坏死分为气滞血瘀型、风寒湿痹型、痰湿瘀阻型、气血虚弱型、肝肾不足型。针对本虚标实、气滞血瘀的病机特点，提出了益气养血、活血舒筋、通络止痛的手法治疗原则。

谭涛采用腹部推拿为主，配合中药治疗气血虚弱型股骨头坏死的方法，取得了明显的治疗效果。

谭涛使用的股骨头康复片，采用血竭、鹿角片、何首乌为君药，以活血养血、散瘀止痛；乳香、没药、巴戟天、淫羊藿、当归为臣药，以益气血、强肝肾、壮筋骨；佐以川楝子行气止痛；加之熟地黄、杜仲、枸杞子、丹参、川芎，协同以上诸药，共奏益气养血、活血止痛之功。

谭涛认为，腹部推拿直接在体表按压腹主动脉，起到"截流"的作用，抬手时可大大提高血流速度，从而增加股骨头骨微循环的血液灌注量，改善股骨头的血液供应，起到"活血通络"的作用。而且，根据中医理论、针灸学说，人体是一个有机的整体，人体的腹部和背部是经气集中与循行的"气街"部位，这取决于奇经八脉分布上的联系和脏腑之气通达于背部、腹部的俞穴、募穴的联系。腹部推拿既能活血，又能养血，同时应用股骨头康复片大大提高临床疗效。

(1)腹部推拿：腹部掌按法分别施于神阙、关元、气海等穴，患者腹部、腰部、会阴部及双下肢出现酸、麻、凉、胀的得气感,以抬手后上述部位出现发热感为有效操作。腹部双掌揉法施于全腹部,逆时针操作,揉动频率宜缓,20~30次/分,治疗5分钟,每天2次。

(2)理筋手法:按揉背俞穴,捏脊3遍,横擦八髎穴,以局部皮肤潮红透热为度。按揉患侧髋部周围筋脉,弹拨股内收肌和髋部拘急的筋脉,以患者能忍耐为宜,时间约5分钟,每天2次。

(3)关节松动手法:持续拔伸牵引患侧髋关节约1分钟,在维持牵引下,施抖法于患髋3次,并被动活动(内收、外展、内旋、外旋、前屈、后伸)患侧髋关节至最大限度,此时可用震颤法操作30秒3次,每天2次。

(4)点按气冲穴:以发热感传导至双足部为有效操作,每天2次。

(5)药物治疗:口服股骨头康复片(组成:淫羊藿、何首乌各20 g,巴戟天、川楝子、熟地黄、枸杞子、川芎、杜仲、当归各15 g,乳香、没药、血竭、鹿角片、丹参各10 g),每次8片,每天2次。

谭涛的这一治疗方法充分证明了腹部推拿在股骨头坏死气血虚弱型治疗中的重要作用,体现了中医整体观念和辨证论治的治疗原则,为提高本病的疗效开辟了新的途径。

常喝骨汤延缓衰老

随着年龄的增长,人体骨髓制造血细胞的功能逐渐衰退,此时人们就需要从食物中摄取类黏朊,来增强骨髓制造血细胞的能力。而含有类黏朊丰富的食物首推动物的骨头。以猪骨头为例,将其砸碎,按1份骨头5份水的比例,用小火炖煮1~2小时,尽量让含有类黏朊和骨胶原的髓液溶解。在骨汤中加入蔬菜即可食用。长期喝骨头汤,可延缓衰老。

涂国卿
早期股骨头坏死小针刀综合疗法

涂国卿，供职于江西省中医药学校附属医院（邮政编码 344000）。

股骨头缺血性坏死是骨伤科顽症，晚期致残率高，常需要手术治疗，给患者带来极大的精神痛苦和经济负担。股骨头缺血性坏死的病因至今仍未明确，涂国卿认为，寻其原因，缺血是根本，治法多种，终求一法，通则不痛，此为股骨头坏死治疗的关键。

涂国卿指出，小针刀治疗股骨头缺血性坏死的机理是松解股骨头周围的病变软组织（包括肌纤维、韧带、肌腱、筋膜、关节囊等），改善局部血液循环，从根本上改变股骨头的缺血状态，加快组织修复。加上推拿手法的辅助作用，进一步促进股骨头的血液循环，使其得到血液的充分营养，改善病情。最后配合药物治疗，以补肝肾、强筋骨、益气化瘀。三者结合，相得益彰，促进股骨头血运的恢复、死骨的吸收和新骨的形成，从根本上使股骨头缺血性坏死得到治愈。

临床治疗结果表明，发病时间越短，疗效越好，因此，涂国卿提出，本病必须早期诊治，方可降低致残率。另外，小针刀术后的自我功能锻炼也是非常重要的，可以促进患者早期康复。

涂国卿指出，小针刀为主的综合疗法是目前治疗股骨头坏死早期的有效方法之一。这一治疗方法疗程相对较短，费用低廉，效果显著，安全可靠，使患者免受开刀换骨之苦。但对于晚期股骨头缺血性坏死患者，效果欠佳。

涂国卿所用小针刀为主综合疗法如下。

(1)小针刀疗法：患者侧卧于治疗床上，根据患者主诉痛点和压痛点，结合X线片及 CT 检查,在髋关节周围以患部股骨大转子为中心,每次选择 4～6 个明显压痛点(用甲紫为标志),根据患者的胖瘦选择适宜小针刀,严格无菌操作。循肌纤维及血管神经走行方向平行进针刀。操作时注意避开股动脉,股静脉,股神经,坐骨神经和臀上、臀下血管及神经分支,密切观察病人反应,有酸胀感可进针刀松解剥离。如遇有剧痛感或触电感时应立即移开针刀 1～2 mm,重新将针刀深刺达硬结区或骨面,施以纵行切割,横向铲剥数下,术后进针点外用创口贴。每周针刀 1 次,每月 4 次,3 个月为 1 个疗程。

(2)推拿治疗:小针刀术后即可行推拿手法治疗。先揉患髋关节周围,放松髋部肌肉;弹拨患髋痛点,以进一步解除患髋周围肌肉痉挛;捏揉拿患髋周围肌肉,并配合髋部被动运动手法如摇法等,以松解髋部粘连;击打患髋,并擦患髋痛点;反复旋转、屈伸、内收、外展患髋关节,彻底松解粘连;搓理髋部并结束手法治疗。以上手法每日 1 次,每次 30 分钟左右,连续 1 周后休息 3 天,3 个月为 1 个疗程。

(3)内服中药:"股骨生"胶囊(自拟方)药物组成:全当归、丹参、骨碎补、地鳖虫、三七、全蝎、蜂房、鹿角胶、鳖甲、血竭等十余味中药。将上药研磨成粉末,装入胶囊,每次 3 粒,每日 3 次,用白开水或黄酒送服,3 个月为 1 个疗程。

【典型病案】

张某,女,18 岁,学生,2000 年 4 月初诊。双髋关节疼痛,行走困难十余年。自诉小时候有髋部跌伤史,以后双髋逐渐疼痛,右髋为甚,行走困难。X 线及 CT 片可见:右侧股骨头多处囊性改变,髋关节间隙变窄(但未形成强直);股骨头软骨有破坏,边缘模糊不清;左侧股骨头密度增高,股骨颈变粗、变短。确诊为双侧股骨头缺血性坏死。准备行手术治疗。因患者畏惧手术,故到本院就诊。经小针刀为主综合疗法治疗 1 个疗程,患者双髋疼痛基本消失,行走正常。1 年后随访,临床症状基本消失,关节功能完全恢复。X 线片示:股骨头囊性坏死区吸收好转;股骨头修复变圆,髋关节间隙由窄变宽。

第四部分　中西医结合治疗股骨头坏死

丁松亭

现代中药离子导入结合五骨散

丁松亭,供职于河南中医学院(邮政编码 450003)。

造成股骨头无菌性坏死的原因,目前比较一致的意见认为是股骨上端的血液供应障碍。丁松亭认为,本病属于中医学"骨痹"范畴,与肾精亏虚、瘀血有关,其病在骨。肾主骨生髓,肾精虚少,骨髓空虚,则骨骼发育障碍。

丁松亭提出自拟五骨散治疗股骨头无菌性坏死,方中熟地、骨碎补、淫羊藿、川断、肉苁蓉、枸杞子以补肾壮骨。血瘀阻络,致经脉不通,迁延日久,气血不足,精血衰少,不能荣润筋脉、注于骨骼,筋脉、骨骼失养,则股骨头缺血性坏死。故又以当归、血竭、红花、乳香、没药、自然铜以活血化瘀;佐以独活、五加皮、鸡血藤以祛风湿、通痹止痛。外用中药局部直接透入,通过中药的渗透作用,直达病变深部,以活血化瘀、舒筋通络。这样内外兼治,补其不足,调其机体,从而使气血畅达,精血旺盛,肝肾得养,骨得其充,骨健血充而病愈。

(1)中药内服:方用五骨散,药用血竭15 g,当归30 g,肉苁蓉20 g,制乳香、制没药各10 g,骨碎补、淫羊藿各30 g,枸杞子20 g,独活15 g,牛膝60 g,续断、杜仲各30 g,熟地15 g,鸡血藤30 g,五加皮20 g,威灵仙30 g,穿山甲、三七各10 g,红花20 g,煅自然铜10 g,鸡内金60 g。上药研成粉末装入胶囊。每日4次,每次10粒,黄酒50 g加温开水送服,16天为1个疗程。

(2)中药离子导入:药用当归、威灵仙各30 g,川椒25 g,生南星12 g,制马钱子5 g,透骨草30 g,䗪虫12 g,红花、制乳没各10 g,紫荆皮10 g,大黄10 g,冰片、丁香各6 g,川牛膝、苏木各12 g,细辛6 g,无名异15 g,莪术10 g。将上述中药煎煮30分钟,去渣取药液加入冰片,装瓶备用。使用时将纱布浸透药液置于离子导入机正极,放在患侧腹股沟中点,每次治疗 20~30 分钟,每日 1 次,2 周为 1 个疗程,间休 3 天。

丁松亭主张一旦发现本病,应及早治疗,以减轻伤肢病残程度;同时嘱患者在治疗期间忌患肢负重。因股骨头缺血性坏死后是否会造成功能障碍,关键在于股骨头是否塌陷,而造成塌陷的主要原因是肢体的负重,所以丁松亭强调,减轻肢体负重,为股骨头无菌性坏死及早治愈和减轻病残程度提供了有利条件。

股骨头坏死初、中、后期的饮食疗法

(1)**银花莲米粥**:银花 15 g,莲米 30 g,白糖少许。将银花洗净,水煎煮沸 5 分钟后,去渣取汁,加莲米,煮至莲米熟透,加白糖调匀服食。每日 2 剂。本方可清热解毒,适用于股骨头坏死初期之热毒内扰,局部灼热疼痛、功能受损者。

(2)**二豆苡米粥**:绿豆、赤豆、苡米各 25 g。将二豆及苡米淘洗,先取二豆煮开花后,下苡米煮为稀粥,待熟后调入白糖服食,每日 2 剂。本方可清热解毒、消肿止痛,适用于股骨头坏死初期,髋膝疼痛,局部肌肤灼热,口干苦黏者。

(3)**益母大枣汤**:益母草 50 g,大枣 250 g,大茴香 10 g,赤砂糖 50 g。将益母草水煎取汁,加茴香、大枣、砂糖煎沸后,去渣留汁,早、晚分服,并服食大枣。本方可活血行气,化瘀止痛,适用于股骨头坏死中期,髋膝酸痛不止,劳累后加剧者。

(4)**胎盘韭子粉**:胎盘、韭子各 250 g,陈皮 30 g。将上药烘干研末备用,每次 3 g,每日 2 次,黄酒或蜂蜜冲服。本方可益肾补骨、温经散寒,适用于股骨头坏死后期,畏寒、肢软乏力等。

宫恩年

中药与手术治疗激素性股骨头坏死

宫恩年，北京市中国人民解放军66400部队骨病专科医院院长、主任医师（邮政编码 100039 北京市海淀区五孔桥20号），首都医科大学客座教授，中华医学会骨坏死学组委员，全军中医药学会常务理事、骨伤科主任委员；北京军区优秀中青年科技干部，北京卫戍区模范军医典范，北京市扶残助残先进个人。

糖皮质激素类药物在临床危重患者的抢救以及变态反应性疾病的治疗中，使用较多，效果满意，但由此类药物的长期应用或大量使用，导致的不良反应也相当严重。因激素引起的股骨头缺血性坏死，也屡见报道，宫主任的临床观察结果表明，激素引起者可高达53.5%。

激素引起股骨头缺血性坏死的发生机制，多数学者认为长期应用激素药物，可以导致血管内壁细胞损伤，通透性增强，引起股骨头毛细血管密度减低，血流量减少，组织细胞缺氧、坏死变性，另外也可由高脂血症而继发骨细胞脂肪变性，从而出现股骨头的缺血、坏死。宫主任认为，本病由长期应用激素引起，首先出现股骨头骨细胞发生膨胀、疏松，对骨内微小的毛细血管和静脉血管的正常通道形成挤压，而后血管内开始有脂肪侵入、生长，加重血管的梗死。

基于以上对股骨头缺血性坏死病因、病理的认识，宫主任提出采取髋关节清理修整术治疗本病。这一手术以打通关节为原则，损伤小，时间短（30分钟即可完成），可避免人工置换股骨头的不少弊端，解决青壮年过早换头的问题，甚至可以做到不必换头，也为髋关节的自我重建创造条件。同时，应用中药活骨胶囊、活骨膏，有活血化瘀、温经通络的功效,改善股骨头的血液循环。宫主任强调,架拐行走、手法按摩、功能锻炼,可避免股骨头因持重而加速塌陷,促进股骨头与髋臼的再塑形,为骨小梁再生提供良好的修复框架,达到恢复髋关节功能的目的。总之,本疗法中西并用,整体与局部兼顾,显示出中西医结合治疗的优越性。

宫主任的临床治疗观察结果表明,激素性股骨头缺血性坏死的一大特点是多为中心型,但也有伴头部软骨剥脱及关节积液多的现象。

宫主任在手术中发现,切开关节囊前,关节囊的表面张力很大,如压皮球般的感觉。切开后,自切口处涌出大量积液,多时高达 100 ml,呈淡黄色或粉红色,个别可见血性液体,这表明关节腔内的压力很大,由于压力大而导致股骨头血液循环受阻,出现缺血、坏死。同时,可见滑膜组织肥厚、水肿,厚约 0.6～1 cm 不等,有黯红色的肉芽附着。关节液的积存使关节腔内压力增大,滑膜肥厚又加重了压力,最终导致股骨头血液循环的进一步受阻。宫主任通过手术切开排液,切除部分滑膜,使关节腔内减压,也改善了股骨头的血液循环。由于大量骨赘是造成关节张力减低和功能障碍的主要原因,因此除去骨赘、修整股骨头,可达到改善整个髋关节内微循环和恢复髋关节功能的目的,从而促进股骨头缺血性坏死的痊愈。

宫氏采用以下中药结合手术的中西医结合方法,治疗激素性股骨头缺血性坏死,取得满意效果。

1. 中医治疗

内服活骨胶囊,外用活骨膏,配合手法推拿按摩,以改善关节功能活动。

同时,要求患者扶双拐活动,适当给予关节负重刺激,在取得局部和全身情况改善的基础上,施行外科手术治疗。

2. 手术治疗

宫主任创造的髋关节清理修整术包括滑膜切除、股骨头减压、内收肌松解、股骨头修整(主要是清理股骨头周围骨赘和部分股骨头塌陷所造成的头部扁平和关节内肉芽肿)等。临床治疗时,可根据局部病情和病变分期对手术内容作相应的增减,即简单的髋关节清理修整(滑膜切除＋股骨头减压)或完整的清理修整术(即全部髋关节清理修整术的操作)。

对于激素性股骨头缺血性坏死的治疗,宫主任提出以下注意事项:

(1)临床上,由于患者缺乏对应用激素药物后危害性的认识;或者把早期的膝、髋关节疼痛误认为是普通关节炎,以致延误了早期就诊的时间,因此,多数患者就诊时已到了本病的中晚期。本病的早期诊断对于治疗十分关键,应该予以重视。

(2)临床观察提示,激素药物引起的股骨头坏死多为双侧患病,这应该引起临床医生的注意。

(3)手术疗效与合理积极的功能锻炼有直接的关系,所以要求医、护、患、家属四方通力合作。中西医结合治疗骨折"动静结合"的原则,同样适用于股骨头缺血性坏死的治疗,临床上应该注意本病的康复治疗。

不同类型股骨头坏死患者的饮食宜与忌

(1)**风热型和湿热型**:湿热型的患者可有低热、胸闷、关节肿痛有积液、舌质红、苔白腻等表现。应该多选用寒凉的饮食,如米仁粥、绿豆、生梨、豆卷、菊花菜、芦根等,而不应食用温热性的食物,如辣椒、芥末、姜、桂皮、酒等,因为吃这些会伤阴助火,加重症状。

(2)**寒湿型**:主要表现为关节肿痛或有积液,大便溏薄,骨折不愈合,小便清长,畏寒,舌淡苔白腻。此型的患者应选用一些温热性的食物,如猪、牛、羊骨头煮汤及姜、桂皮、木瓜、药酒等。

(3)**肝肾两虚型**:此型患者可表现为关节疼痛畸形,骨质疏松症,肌肉萎缩,骨折愈合,畏寒,骨坏死,消瘦,舌淡苔薄白或白腻,股性关节炎。可以多食一些补益的食品,如甲鱼肉、鸡肉、猪肉、牛肉、羊骨髓等。

尤全喜
尤氏疗法治股骨头坏死

尤全喜，十届全国人大代表，哈尔滨市股骨头坏死研究所所长，北京益众生股骨头坏死研究院院长、主任医师（邮政编码100071　北京市丰台区丰台路口大井东里1号）。主持的"骨复活片治疗股骨头无菌性坏死的临床与实验研究"获黑龙江省中医药科学技术进步一等奖、黑龙江省科学技术进步三等奖。主编《专家谈股骨头坏死》、《股骨头坏死》等学术专著多部。

股骨头坏死的治疗主要以手术为主，目前采用的方法有骨内髓芯减压术、带血供的骨瓣移植术、异体软骨移植术、全髋关节置换术等。中医治疗本病包括内服和外用（药浴及局部熏洗敷贴）两种方法，同时进行功能锻炼，并注意避免负重。

尤主任在20世纪80年代中期，也主要采取手术疗法治疗股骨头坏死：对早期坏死患者多采取姑息手术；对晚期坏死患者则行人工全髋关节置换术。80年代末，尤主任开展手术和保守疗法的比较研究。

尤主任主持的动物实验研究结果表明，股骨头坏死的主要原因是骨内压增高。由于股骨头组织是一密闭的硬壳，内部由许多不能扩张的管腔所构成。当股骨头内的脂肪颗粒呈膨胀性改变时，内容物量增加，对压力最小的部分产生压迫，骨内毛细血管及血管窦被压瘪，血液无法进入股骨头内，股骨头就发生缺血、无血直至坏死。尤主任还发现，无论是外伤性、激素性还是其他原因造成的股骨头坏死，最终都由脂肪颗粒膨胀而导致血管、血管窦受压而发生缺血性坏死。

根据以上的实验研究结果，尤主任于90年代初提出了局部病变部位注射与口服中药相结合的"尤氏疗法"，取代了姑息手术和人工关节置换术，用以治疗股骨头坏死，取得了满意的效果。

(1)局部注射：使用具有活血消脂功效的纯中药制剂进行局部病变部位注射，每天1次。

(2)口服中药：自制益肾活骨丸，每次9 g，每天2次。

(3)手法治疗：主要在股直肌起点，顺肌纤维走行进行推、按。其次在腹股沟关节囊处找压痛点，进行按压、推、揉等手法治疗，使髋部肌肉松弛，再逐渐被动活动髋关节，增大活动范围。

(4)针刀治疗：对内收肌紧张导致外展受限的患者，采用自制针刀，行闭合性内收肌切断术，之后外展位牵引，以纠正骨盆倾斜，缓解髋关节周围的肌肉紧张。

尤主任采用纯中药制剂直接注入股骨头坏死病变部位，药到病所，可使骨内膨胀的脂肪颗粒回缩，骨内压恢复正常，从而使受压的骨内血管及血管窦有了自己生存的空间。血管通畅或侧支循环的建立，血液重新进入股骨头内，恢复骨内循环，使坏死骨组织被吸收，新生骨生成，从而达到股骨头坏死复活治愈的目的。

同时，尤主任根据中医补肾健骨、活血通络的治疗原则，筛选有效名贵中药，研制成口服中成药益肾活骨丸，从整体上调节机体内环境。

由于髋关节前侧表浅、神经淋巴丰富，因此，股骨头坏死患者表现为腹股沟部疼痛者居多，尤主任所用手法治疗对于缓解疼痛症状具有良好的效果。

以上"尤氏疗法"治疗股骨头坏死有着广泛的适应性，尤其适用于中老年及儿童患者。尤主任的临床治疗观察结果表明，对儿童股骨头骨骺坏死的治疗有效率达90%以上。但是，尤主任也提出了运用以上方法时的注意事项：

(1)对于股骨头严重塌陷、伴关节半脱位的晚期患者，主张人工全髋关节置换术。同时指出，由于长期严重的股骨头塌陷及脱位畸形，使髋关节周围的软组织变短，安装假体前要进行牵引，手术要处理好肌肉、肌腱的短缩问题；假体安装后，对周围组织既要作到保护和稳定人工关节的作用，又要无张力，不影响功能。

(2)由于口服药物要通过消化系统进入血液，而坏死的股骨头内的血管被骨内压增高导致膨胀的脂肪颗粒压瘪，血药浓度再高也无法进入股骨头内，所以单纯应用口服药物疗效欠佳。临床应注意合理用药，以起到良好的辅助作用。

袁 浩

中西医结合治疗激素性或酒精性股骨头坏死

长期大量使用或滥用皮质激素和长期饮酒引起的股骨头缺血性坏死,在临床上逐渐增多,且致残率较高,已引起医学界的高度重视。袁教授采用内服生脉成骨胶囊,加血管束植入术的方法治疗本病,疗效满意。

一般而论,双侧股骨头缺血性坏死患者在一侧手术后,非手术侧承重的增加,将促使病变发展。但袁教授的治疗结果显示:患者非手术侧的疼痛症状明显改善,特别是Ⅰ、Ⅱ期患者,完全可以康复,无需手术治疗;对Ⅲ期以上的股骨头坏死,效果也十分理想,可以改善功能、缓解疼痛,甚至可使死骨逐渐吸收,坏死范围缩小,这说明内服生脉成骨胶囊发挥了作用。

袁教授采用的这一中西医结合疗法,使患者手术侧均为坏死范围较大的晚期病灶,也基本达到了临床治愈,这使原来认为不可逆的病情获得了转机。

多条血管束植入可以直接改善股骨头缺血状况,与内服生脉成骨胶囊有协同作用。在临床中,袁教授观察到,多血管束植入术后8~9个月X线示:股骨透光区增多,密度呈云雾状增高,死骨区逐渐缩小。这提示股骨头内软骨成骨,是股骨头成活的一种表现。因此对Ⅲ期以上的患者,袁教授主张手术治疗改善股骨头的外形,改善临床症状,加快股骨头缺血性坏死的修复,缩短治疗时间,提高治疗效果。

袁教授所用中西医结合疗法具体如下。

1. 内服中药

生脉成骨胶囊主要由活血化瘀、补肾健骨、行气止痛的中药组成。每日3次,每次4粒,饭后服用。

2. 手术治疗

病重侧加用多血管束植入术。

(1)手术侧的选择：在股骨头塌陷的基础上，同时符合以下标准。疼痛明显侧；头有增生；髋臼有增生变形；髋臼指数增大；头臼包容不好；股骨头向内下滑移；一侧肢体短缩 2.5 cm 以上。

(2)手术方法：采用多血管束植入法治疗，并根据具体情况分别采用植入松质骨、缝匠肌骨瓣或髂骨块，加盖术或骨盆截骨延长术等。

袁教授对早期双侧股骨头缺血性坏死患者采用在服药的基础上，只对重侧进行手术治疗，避免了双侧手术给患者带来的更大痛苦，特别是对年龄较大者。但对双侧均为晚期的患者，袁教授认为最好施行双侧手术治疗。

股骨头坏死的足疗方(一)

狗肾内服按摩法

【药物组成】新鲜狗睾丸 10 g。

【制法与用法】将狗睾丸不去血，切为薄片，温开水送服，早、晚各 1 次，并配合按摩足心及加强体育锻炼。于每日起床、临睡前各行一次，以左手按摩右脚心 100 次，再以右手按摩左脚心 100 次，动作要柔和、连贯。配合每日早晨练太极拳或气功，然后慢跑 15 分钟，快走 25 分钟，晚饭后散步 30～60 分钟。

【功效与主治】温阳益肾，补精填髓。

【来源】赵映前，胡爱萍．胡献国．《中医脏器食疗学》．湖北科学技术出版社，1995

何 伟
中西医并治股骨头坏死

何伟,广州中医药大学第一附属医院教授、主任医师,研究生导师(邮政编码510405)。

股骨头缺血性坏死的治疗,一直是国内外公认的难题。尤其是晚期患者,不仅手术难度大,而且患者痛苦,恢复时间长,经济负担重。因此,何主任提出,在早期股骨头形态尚正常或基本正常时,争取采用非手术治疗,显得特别重要。

何主任单纯应用中药治疗股骨头缺血性坏死的结果显示,中医中药对本病早、中期患者有很好的治疗作用。但由于本病早期往往无明显症状,多数患者就诊时股骨头已明显塌陷,在这种情况下,仅仅采用非手术治疗将难以恢复股骨头正常形态,疗效亦不会满意。因此,国内外普遍认为晚期患者必须采用手术治疗。何主任的临床治疗体会是,在手术治疗的同时,若配合中医中药治疗,将有利于血运恢复、死骨吸收及新骨形成,明显提高手术效果。

何主任认为中西医结合对于本病的治疗有两方面含义,也是其优势所在。一方面,根据疾病的分期,分别采用中医中药治疗与手术配合中医中药治疗,使各期患者都能得到恰当的治疗;另一方面,运用中药,采用辨证与辨病相结合的原则,提高了治疗效果。中西医结合治疗较单纯中药或单纯手术具有明显的优势。

何主任根据股骨头缺血性坏死的分型和辨证,采用单纯中药或多条血管束植入术配合中药的中西医结合方法予以治疗,效果满意。

一、单纯中药治疗

适应证为股骨头缺血性坏死Ⅰ、Ⅱ、ⅢA期患者。

袁氏生脉成骨片,小儿3~4片/次,成人6~8片/次,每日3次。

辨证用药：

肾元亏损，后天失养，多见于小儿股骨头坏死。常用六味地黄汤加减，药用熟地、怀山药、山萸肉、茯苓、黄芪、丹参等。

气滞血瘀，多见于青壮年外伤性股骨头坏死。常用桃红四物汤加减，药用桃仁、红花、当归、川芎、三棱、莪术等。

肾阳亏损，脉络瘀阻，多见于老年骨质疏松及嗜酒引起的股骨头坏死。常用右归丸加减，药用附子、肉桂、丹参、仙茅、仙灵脾、熟地、山萸肉、黄芪等。

湿热浸淫，气滞血瘀，多见于激素性股骨头坏死。常用自拟健骨方加减，药用泽泻、茯苓、山楂、白术、苡仁、丹参、枸杞子、首乌、黄芪等。

二、多条血管束植入术配合中药治疗

适应证为股骨头缺血性坏死ⅢB、Ⅳ期患者。

手术方法：Smith-Pertersen切口，于股直肌反折头下距髂前上棘下 8～10 cm 处找到旋股外侧动静脉。手术放大镜下按显微外科技术分离旋股外侧动静脉之升支、横支及其属支，直至阔筋膜张肌内的终末支，尽可能获得最大长度，总共可分离出长 9～12 cm 的小血管 30～50 余条。显露并切开关节囊后，脱出股骨头，用 0.6～0.8 cm 空心钻头，自头颈前下方向坏死区钻 2～3 个骨隧道，穿过坏死区周围的"硬化囊"直达软骨面下，通过骨隧道刮除坏死区之死骨及肉芽组织，尽量刮通囊腔间隔。如股骨头大部塌陷或全头塌陷者，则自头颈交界处向头顶部负重区凿一长约 4 cm、宽 1.5 cm 的骨槽，以备植入带缝匠肌骨瓣。对于头臼增生者，予以凿除骨赘。病灶清除后，通过骨隧道植入松质骨，或植入带缝匠肌骨瓣，将塌陷的股骨头顶高，尽可能恢复股骨头的正常球形状态。最后将血管束经骨隧道植入股骨头达软骨面下。

术后配合服用袁氏生脉成骨片并结合辨证用药 1～2 年。

现代医学实验研究证明，袁氏生脉成骨片主要有促进血管生长、促进成骨、保护和改善微循环、增强机体免疫力等作用。患者通常服药 1 个月左右，疼痛等症状即缓解，服药 3 个月左右，X 线摄片可见死骨区内成骨作用。通过临床实践，何主任掌握了中药治疗股骨头坏死的规律，扩大了保守治疗的适应证，缩小了手术的范围，如小儿的Ⅰ、Ⅱ、ⅢA 期单纯服药同时限制负重，成人Ⅰ、Ⅱ、ⅢA 期及 50 岁以上患者均可以通过单纯中药治疗而取得较好疗效。

引起股骨头坏死的病因病理十分复杂，国内外普遍认为"股骨头缺血"是致病的基本病理。因此，能否充分改善血运是治疗的关键。何主任在解剖学研究的基础上，采用袁浩教授创立的多条血管束植入术。血管束来源于旋股外侧动静脉及其分支，包括阔筋膜张肌内的肌支，应用显微外科技术，依靠熟练解剖，可分离出长达 9~12 cm 的小血管 30~50 余条，如此丰富和足够长度的血管，使血管植入术发生了质的变化，即可将小血管汇合成 2~3 束，通过多骨隧道植至股骨头软骨面下，改变了以往由于血管数量太少、长度不足，仅用单条血管束植入到股骨头远侧 1/2 的状况。在血供保证的前提下，配合松质骨或肌骨瓣植入，既可促进修复，又可防止或纠正股骨头"塌陷"。对于Ⅵ期患者，配合股骨头、臼修整、成形术，同样能避免作人工关节置换术，为中青年患者提供了一个较好的方法。

何主任通过对手术前后作 X 线摄片、ECT、CT、MR、病理及股骨头测压、造影检查证实，多条血管束植入术有充分改善股骨头血运、改善静脉回流、降低骨内高压、促进骨坏死修复等作用。

股骨头坏死的足疗方（二）

龙牡固精糊

【药物组成】龙骨、牡蛎、芡实、沙苑蒺藜各 30 g，补骨脂、五味子、龟甲各 20 g，菟丝子 15 g。

【制法与用法】将上药共研细末，加米醋适量调为稀糊状外敷双足心涌泉穴，每日 1 换，7 天为 1 个疗程。

【功效与主治】补肾固精，填髓壮骨。

【来源】杨建宇，吴大真．《足浴按摩疗病秘典》．中原农民出版社，2008

王 希
辨证与手术治疗激素性股骨头坏死

王希,供职于湖北省中医药研究院(邮政编码 430074)。

近年来,医源性股骨头缺血性坏死的发病率明显上升,其危害性越来越受到人们的关注,临床研究及报道也日益多见。本病常发生在青壮年,致残率高。治疗的方法很多,均有一定的疗效,但都存在不足之处。

王希所用术式以股外侧肌肌骨瓣移植为主,辅以其他手术方法,具有以下作用:

其一,股外侧肌体积较大,肌蒂有足够的长度,转位容易,血供丰富,其上1/3血供来自旋股外侧动脉的升支、横支和降支,分为1~3组自上而下与静脉、神经伴行入肌,因此移植后能增加股骨头血运,利于股骨头塑形。所取的肌骨瓣有松质骨头血运,利于股骨头塑形。所有的肌骨瓣有松质骨及密质骨两部分,直接植入头内,成骨能力强,可向坏死区内带入多种成骨效应细胞和骨诱导因素,对防止股骨头软骨下骨的塌陷,恢复球状面,停止或缓解关节变性过程具有积极作用。

其二,次全滑膜切除解除囊内压力,使静脉回流得到改善。经颈开窗,潜行挖除头内病骨,解除了骨内高压。股骨头大粗隆下钻孔,使血循环得以向头颈部延伸,利于股骨头的重建。

其三,术中取自大转子前部松质骨的骨髓团及碎小的松质骨,向挖空的头内填充,为股骨头血运的重建、坏死的修复提供了良好的成骨材料。当与残留的正常股骨头以及含有充足血供的肌骨瓣结合时,就形成了骨折的愈合过程,并加速了股骨头的修复。

长期大量使用或滥用肾上腺皮质激素,引起的股骨头缺血性坏死,占非创伤性骨坏死的首位,已成为医源性疾病的重要病种之一。现代医学的研究结果表明,纠正血管内凝血状况,降低骨内压,有可能阻止或逆转骨坏死的进程。王希采用的综合手术治疗对改善股骨头局部的血运,促进坏死区血循环的重建与修复,有明显的作用,是不可缺少的手段。尤其是对Ficat Ⅲ~Ⅳ期的患者作用更为明显。术后配合应用活血化瘀的中药,具有抗凝、促进纤维蛋白溶解、降血脂、增加细胞对缺氧的耐受力、减轻组织对缺血的再灌注损伤的作用,可提高手术对局部病变的治疗效果。因此,王希指出,对激素性股骨头缺血性坏死的治疗应首选中西医结合的方法。

(1) 手术方法:术前、术后均行下肢皮牵引2周。在持续硬膜外麻醉下,患者取仰卧位,患髋以沙袋垫高,向腹侧倾斜。取Watson-Jones切口,分开臀中肌与阔筋膜张肌的肌间隙,暴露髋关节囊的前部,做"T"形切开,显露髋关节腔,切除髋关节囊前2/3滑膜。用4 mm钻头从大粗隆基底部向头颈部钻2~3孔。用骨凿在头颈部凿一骨槽,用刮匙彻底清除头内死骨,达到软骨下并与颈部髓腔沟通,然后根据头颈开窗的大小,在大转子前部股外侧肌前束起点处,用骨刀凿下一相应的保留肌蒂的骨块,在股外侧肌起点的前束和外侧束之间稍作游离,并在已凿下肌蒂骨块的大转子部,刮除部分松质骨,植于股骨头空腔内软骨下,用金属棒锤击压紧,顶起塌陷的软骨下骨,最后将肌骨瓣转移到颈开窗的骨槽内,轻轻锤击嵌入。将肌蒂两侧之肌膜与关节囊缝合2~3针。注意肌蒂不能扭转、受压。冲洗术野,逐层关闭切口。

(2) 术后处理:术后患肢水平外展及皮牵引2~3周,卧床休息2~3个月。在西药抗炎的同时,服用活血化瘀中药。治宜活血化瘀,佐以补肾壮骨,药用当归15 g,黄芪15 g,赤白芍各12 g,桃仁10 g,红花12 g,鸡血藤15 g,丹参15 g,水蛭10 g,地龙12 g,鹿角片15 g,白茅根20 g,牛膝12 g。每日1剂,水煎服。根据X线片显示股骨头内再骨化的情况,决定是否允许负重锻炼。一般情况下6个月后持单拐轻度负重,术后1年可适当负重行走。

陈西民
中药内服与现代介入结合治疗股骨头坏死

陈西民,供职于山东省青岛市骨伤医院(邮政编码 266021)。

成人股骨头缺血性坏死的病因较复杂,但最终结果均导致局部微循环障碍,骨组织因缺乏营养导致细胞变性坏死,继发股骨头病理性骨折、塌陷、扁平、髋关节功能障碍。传统手术植骨及血管植入术等及单纯中药内服、外敷疗法往往不甚理想。

陈西民采用介入疗法,经导管直接将扩张血管、解痉止痛、活血化瘀等中西药物选择股骨头供血动脉灌注治疗,使局部迅速达到有效的治疗浓度与剂量,疗效明显,显效快。罂粟碱可扩张血管,山莨菪碱可有效对抗由乙酰胆碱及肾上腺素引起的血管平滑肌痉挛,同时,它还能降低血液黏稠度,抑制血小板的凝集,从而改善血液流速,扩大流量,并提高细胞对缺血、缺氧的耐受性,保护、稳定细胞膜,有效地改善微循环。尿激酶可溶解血栓,促进侧支循环开放。黄芪、丹参注射液混合用药,补气养血、活血化瘀,改善微循环。黄芪还能减少氧自由基的产生,并能促进其清除的作用。以上诸药联合应用,能有效地疏通局部血管,改善静脉瘀滞,加速血液流动。术后静滴低分子右旋糖酐以及丹参、黄芪注射液,能改善全身血流变,并巩固手术疗效。

陈西民自拟润骨Ⅰ号中药,由《伤科大成》活血止痛汤加减成方,以活血化瘀、消肿止痛为治则,兼以补气养血、舒经通络。股骨头坏死时,由于缺氧,局部可产生大量氧自由基,过多的氧自由基可以通过攻击生物膜磷脂中多不饱和脂肪酸引起的脂质过氧化作用,破坏细胞膜功能,也可与蛋白质反应破坏酶的功能,损伤组织细胞。现代实验研究证明,活血化瘀中药治疗能有效地清除氧自由基,降低组织、脂质过氧化程度,减少氧自由基产生并促进排泄,并能扩张微血管。

陈西民将中西药物有机地结合应用,使疗程缩短,创伤减小,患者无痛苦,显效较快,患者术后第二天就可进入康复阶段,髋关节功能恢复较满意。

具体方法如下:

患者仰卧于导管床,双侧腹股沟区常规消毒,铺巾,采用 Seldinger 技术,经对侧股动脉穿刺,插入 5F 单弯 RC2 型导管,越过髂总动脉分叉,分别选择性进入患侧旋股内侧动脉、旋股外侧动脉及髂内动脉,共灌注药物罂粟碱 30 mg,尿激酶 30 万～50 万 U,复方丹参注射液 24～30 ml,黄芪注射液 10 ml,山莨菪碱 10 mg。

术后每日静滴低分子右旋糖酐 500 ml,复方丹参注射液 10～20 ml,黄芪注射液 10 ml,共 7 天。

7 天后口服自制润骨Ⅰ号中药,方由桃仁 9 g,红花 6 g,熟地 12 g,当归 12 g,川芎 6 g,赤芍 9 g,木香 6 g,全蝎 9 g,地龙 9 g,伸筋草 12 g,白芷 9 g,甘草 6 g,乳香 6 g,没药 6 g,血竭 3 g,丹参 9 g,肉桂 6 g,海桐皮 9 g 组成。每日 1 剂,水煎服,每日分早、晚 2 次服,10 天 1 个疗程。

患者卧床行髋关节功能锻炼,下地则扶拐行走,避免下肢负重。

股骨头坏死的足疗方(三)

吴萸熨方

【药物组成】吴茱萸 200 g。

【制法与用法】将吴萸用酒拌匀,分为数份,布包蒸热,趁热药袋热熨脐下及足心涌泉穴,冷则更换,每次 20～30 分钟,每天 2 次。

【功效与主治】温肾助阳,补精填髓。

【来源】杨建宇,吴大真.《足浴按摩疗病秘典》.中原农民出版社,2008

刘汝专
介入治疗股骨头坏死

刘汝专，供职于广西中医学院第二附属医院（邮政编码 530011）。

股骨头坏死的发病机制尚未完全明了，但微小血管内皮损伤及血管内凝血在股骨头坏死病理过程中起主导作用的观点越来越受到重视，尤其是非创伤性股骨头坏死，是局部微小血管存在病变、血液黏稠度增高，触发微小血管内凝血，导致骨内压增高，回流障碍，最终形成股骨头坏死。

介入治疗是应用 Seldinger 技术，在电视 X 线机监视下通过导管直接把药物注入旋股内、外动脉，注入股骨头供应血管内，可以疏通髋关节周围血管，改善局部血液循环，促进坏死骨的吸收、新骨的形成和股骨头的修复。但一旦 X 线片显示股骨头已出现明显的软骨下骨板塌陷（FicatⅢ、Ⅳ期），就很难再恢复其原有的形态结构，仅能缓解临床症状，使肢体功能改善。

股骨头缺血性坏死属中医的"骨蚀"、"骨痹"范畴，多因身体虚弱，邪气入筋骨，久留而内蕴所致。刘汝专认为，股骨头坏死的发病机制关键在于气滞血瘀，它贯穿于股骨头坏死发病的全过程。活血化瘀治疗完全符合现代医学研究骨坏死的机理，特别适用于早中期病例。

现代药理学的研究证明，丹参能作用于微循环，增加血流量，降低血液黏稠度，加速红细胞电脉，改善缺氧状态；川芎嗪具有松弛血管平滑肌和抑制血管收缩的作用，改善血液流变学的异常；罂粟碱具有解痉、溶栓作用，可治疗和改善股骨头缺血性坏死。通过中西药物介入治疗，将药物注入股骨头供血动脉内，可改善局部血液供应，活血化瘀，瘀祛新生，继而增加侧支循环，改善缺氧状态。临床观察提示，中西药介入对早、中期（Ⅰ～Ⅲ期）股骨头缺血性坏死改善血液循环、改善髋关节活动度具有良好作用。

刘汝专认为,近年来开展的介入性治疗是治疗股骨头坏死的一种微创方法,具有药物直接灌注髋关节周围血管、扩张血管、溶解血栓、简单易行、快速有效、损伤小、药物直达病所等特点,取得了较口服和外用更为快捷的良好疗效,中西药介入治疗比其他西药的作用更持久,且副作用较少。介入后可防止病变进一步发展,但是,刘汝专也指出,对有心肾功能不全、凝血机能不良的患者应慎用本法。

刘汝专所用治疗方法为:根据 Seldinger 技术,经对侧股动脉穿刺将导管插入患侧旋股内、外动脉,按先后顺序缓慢注入罂粟碱 30 mg,丹参注射液 30 ml,川芎嗪 240 mg,整个给药过程约 30～40 分钟。术后第一天起继续用 5% 葡萄糖液加丹参注射液 30 ml/d 静脉滴注,连续 5 天。介入治疗行 1～2 次,2 次之间间隔 2 周。

股骨头坏死的足疗方(四)

桑螵蛸远志糊

【药物组成】桑螵蛸、远志、龙骨、当归、茯苓、党参各 30 g,龟甲 20 g,麻油、黄丹、食醋各适量。

【制法与用法】将前 7 味药共研细末,装瓶备用,加米醋适量调为稀糊状。外敷双足心涌泉穴,每日 1 次,7 日为 1 个疗程。

【功效与主治】补调心肾,固精止遗,填髓壮骨。

【来源】杨建宇,吴大真.《足浴按摩疗病秘典》.中原农民出版社,2008

宁亚功

内服与外用并举治疗股骨头坏死

宁亚功，供职于昆明市成都军区昆明总医院（邮政编码 650031）。

宁亚功认为，股骨头缺血性坏死属中医"骨蚀"范畴。各种原因导致的股骨头缺血性坏死的病理特点均由气血不通、瘀滞而产生瘀血，经络受阻，气血运行不畅，最终导致筋骨失养而股骨头坏死。因此，抓住"经脉瘀滞"这一病机关键，确立活血通脉的治疗原则，采用中西医结合、内外合治、全身与局部用药相结合、活血与补肾同施的方法，发挥中西医综合疗法的优势，使病变股骨头血液循环得到改善。由于本疗法避免了手术存在的再度创伤较大、远期疗效不佳以及后遗症较多的缺点，同时又改变了单纯中医保守疗法Ⅲ期以上患者疗效较差、疗程较长的治疗现状，所以可以认为是治疗本病较为全面的综合疗法，可提高治愈率，体现短疗程优势。

宁亚功进行的动物实验也已初步证实：股骨头微血管及组织形态学变化情况，中西医结合的综合疗法明显优于单纯介入治疗及单纯中医保守治疗。宁亚功认为：中西医结合、内外合治的综合疗法，针对股骨头"缺血、坏死"的病变实质，中西医优势互补，综合发挥作用，不仅能提高Ⅰ、Ⅱ期的治愈率，而且也可明显提高Ⅲ、Ⅳ期的临床疗效。

无论创伤或非创伤性股骨头缺血性坏死，治疗修复过程均应顾肾，"肾主骨"，肾气、肾精充盈才能健骨生髓，而"缺血、坏死"总与瘀血相关，因此，宁亚功指出，补肾活血是标本兼治，切中病机。长期服用补肾活骨汤，整体补肾、局部通瘀，在循序渐进之中发挥治疗作用。介入治疗经局部应用高浓度解痉、溶栓、扩血管药物，可解除血管痉挛，溶通栓子，促进静脉回流，降低骨内压，增加有效循环量，重建股骨头血供。介入治疗的主药尿激酶和络泰（注射用血塞通，含三七总皂苷），具有溶解血栓、活血通脉的功效，直接作用于局部，取效迅速；而患肢静点络泰，则使消栓作用持续发挥。在外治三法中,患者处于全封闭高温环境中接受中药蒸汽浴,药物及高温作用,促进其血液循环加快、新陈代谢增强,从而达到辅助治疗作用;中药药浴既有全身的温通功效,又有局部的舒筋活血止痛作用;独特的外敷则是利用 TDP 治疗仪的特定电磁波照射药物及患部,既能产生生物效应,又能使活血化瘀药物直达病所,发挥双重治疗作用。

宁亚功认为,中西医结合、内外合治的六联综合疗法,经实践证明是可行的,尤其是对Ⅲ、Ⅳ期患者,可望提高疗效,缩短疗程。

宁亚功所用六联疗法具体内容如下。

(1)内服中药:补肾活骨汤由熟地 30 g、鹿角霜 20 g、桂枝 10 g、丹参 20 g、苏木 15 g、骨碎补 15 g、乳香 12 g、没药 12 g、透骨草 30 g、牛膝 15 g、土鳖虫 12 g 组成,每剂服 2 天,水煎服,3 个月为 1 个疗程。

(2)介入治疗:采用 Seldinger 技术,经对侧股动脉穿刺,用 Cobra 导管(5.5F)置入对侧髂总动脉处造影,了解髋部血管分布后,分先后将导管超选插入旋股内、外动脉,按序先后缓慢注入尿激酶 50 万~100 万 U,络泰 1 200~2 400 mg,罂粟碱 30 mg,整个注药过程约 30~40 分钟。每髋介入治疗 2~3 次,两次之间相隔 3~4 周。

(3)患肢静点:络泰(注射用血塞通)40 mg,15 天 1 个疗程。

(4)中药蒸汽浴:采用美国进口蒸汽浴设备,将活血通络中药散剂转换为药物蒸汽,患者裸身处于全封闭高温环境中,每次 20~30 分钟,每周 3 次。

(5)中药外敷:将自制活血定痛散调敷患处,用 TDP 神灯照射,每天 1 次,每次 30 分钟。

(6)中药药浴:将配制的温通泡浴散先用开水浸泡 5 分钟,然后倒入泡浴缸中,加热水适量,水温调至 40 ℃左右,每天泡浴 1 次,每次 30 分钟。

股骨头坏死的足疗方(五)

二子膏

【药物组成】菟丝子、韭菜子、白茯苓、龙骨各等份。

【制法与用法】上药共研细末,先用麻油熬,再加黄丹收膏。每取适量,外敷双足心涌泉穴,每日 1 换,7 天为 1 个疗程。

【功效与主治】收敛固涩,益肾填髓壮骨。

【来源】杨建宇,吴大真.《足浴按摩疗病秘典》.中原农民出版社,2008

王春丽

内服中药与介入结合

王春丽,供职于河南省郑州市骨科医院(邮政编码 450052)。

股骨头缺血性坏死是发病率很高、致残率极高的骨缺血性坏死性疾病,其病变可累及整个髋关节,导致关节软骨破坏,股骨头塌陷,最终可引起髋关节功能障碍甚至功能丧失。

对于股骨头坏死的早期,股骨头形态尚正常或基本正常的患者,王春丽认为应尽量采用非手术疗法,充分发扬传统中医药的优势,缩小手术的范围。对于中后期股骨头发生塌陷,依靠非手术疗法难以获得满意疗效时,王春丽认为可采用手术配合中医药的方法进行治疗,促进血运恢复、死骨吸收、新骨形成,明显提高了治疗效果。

王春丽采用的介入疗法是将导管超选择至股骨头的主要供血动脉(旋股内、外侧动脉以及闭孔动脉圆韧带支),然后通过导管将药物直接注入股骨头供血动脉,使药物迅速而直接地进入血液循环,达到骨组织内,保证了病变部位营养血管内的药物浓度,使其充分发挥药物作用,达到扩张血管、溶解脂肪栓塞、改善局部血液供应的目的,从而促进坏死骨修复和新生骨再生的功效。

中药治疗方面,王春丽选用当归、川芎、鸡血藤、乳香、没药、地龙、全虫、延胡索活血化瘀、通经活络、消肿止痛,降低血小板的凝聚性,扩张小动脉,改善微循环,促进供血;熟地、木瓜、丹参、赤芍、白芍、川断和营生新、接骨续筋;黄芪、白术、毛姜、土元、鹿角胶补益肝肾、强筋健骨,提高人体免疫力,加速死骨的修复和新骨的再生,缩短修复的时间。

王春丽所用治疗方法如下:

1. 介入治疗

采用 Seldinger 穿刺技术,经对侧股动脉插管,将 5F 或 5.5F 的 Cobra 导管超选择至患侧髂内动脉的闭孔动脉圆韧带支和股深动脉的旋股内、外侧动脉,注入 76％的泛影葡胺进行血管造影,并在 X 线电视监视下点片,以观察患侧股骨头的供血情况。然后分别经导管注入罂粟碱 10 mg、尿激酶 30 万～40 万 U、复方丹参注射液 20～30 ml、低分子右旋糖酐 25～35 ml 等溶栓、扩张微循环以及活血祛瘀类药物,Ⅲ期、Ⅳ期患者可间隔 14～20 天再行第二次或第三次介入治疗以增强疗效。每次治疗后,应首先给患者适量的抗生素,以防穿刺点感染;同时,给患侧股静脉滴注尿激酶 5 万 U,每日 1 次,共 5 天。

2. 中药内服

药用当归 7 g,麻黄 3 g,延胡索 7 g,丹参 15 g,赤芍 7 g,炮姜 3 g,鸡血藤 10 g,乳香 7 g,川芎 10 g,白芥子 10 g,木瓜 7 g,地龙 16 g,全虫 14 g,白术 7 g,制川乌 3 g,制草乌 3 g,甘草 3 g,黄芪 5 g,砂仁 3 g,没药 7 g,川断 7 g,土元 7 g,毛姜 15 g,白芍 7 g,熟地 7 g,蜈蚣 2 条。水煎服。鹿角胶 15 g 烊化冲服。每日 1 剂,3 个月为 1 个疗程。

治疗提示:

(1)术后 24 小时内,应严格限制患肢活动,以免局部出血,形成血肿。

(2)术后 24 小时后,患者可在床上做不负重的屈伸、旋转锻炼,以促进血液循环,防止肌肉萎缩、骨质疏松,以利于功能恢复,可促进疗效。

(3)72 小时后患者可扶双拐下地锻炼。但是,绝对禁止不挂拐而负重行走,以免发生股骨头塌陷,影响疗效。

(4)术后早期的功能锻炼及适量的应力刺激对股骨头的修复再塑,具有十分重要的意义。

张晓峰
自拟活骨注射液治疗Ⅱ期股骨头坏死

张晓峰，供职于黑龙江中医药大学附属第二医院（邮政编码 150001）。

活骨注射液是张晓峰应用现代医学理论及科学技术，结合中国传统医学的辨证论治，筛选具有舒筋活血、接骨续筋作用的中药，研制开发出的纯中药制剂。张晓峰根据股骨头缺血性坏死以局部病变为主这一特点，对股骨头特有解剖关系及病理特点进行了研究。运用纯中药制剂直接注射到髋关节腔内，可使关节腔内产生一过性压力增高，既有利于药物进入股骨头内发挥作用，又能直接经关节滑膜吸收而发挥作用；而且能通过关节软骨基质的物理性负压作用及化学性阴阳离子的作用，使药物进入软骨，经关节软骨下骨板层的裂隙进入股骨头坏死区而直接发挥作用，从而达到治疗股骨头缺血性坏死的目的。

张晓峰通过动物造模实验证明，活骨注射液具有改善髋关节血液循环，促进毛细血管再生，抑制血栓形成，促进成骨细胞再生的作用。关节腔注射药物可直接作用于支配股骨头的主要血管，使干骺动脉和圆韧带动脉血管扩张，溶解血栓。通过关节软骨的类"海绵体"作用，使药物从给药后压力增高的关节腔通过软骨板向股骨头内渗透，直接作用于股骨头内的坏死病变区，促进新骨生长。

活骨注射液主要成分有丹参、黄芪等。丹参为活血化瘀药，有活血通经、除烦清心、凉血消肿、祛心腹刺痛和痈肿丹毒之功效；黄芪为补气要药，具有补气升阳、益卫固表、托毒生肌、利水退肿的功能。张晓峰的临床观察表明，经配伍制成注射液后能够明显地延迟或阻止股骨头坏死Ⅱ期的病理过程，并能有效促进股骨头坏死后骨细胞修复及局部微循环的改善。现代研究还证明,丹参能使骨髓微循环障碍及其超微病理改变恢复正常。

张晓峰认为活骨注射液治疗Ⅱ期股骨头缺血性坏死较汤、丸、散、片、膏剂等药物作用更直接,吸收更好,疗效更佳。

张晓峰采用如下治疗方法治疗股骨头缺血性坏死。

(1) 原则

住院治疗 15~20 天,以后门诊治疗。住院期间卧床休息,治疗期间避免患肢负重或扶双拐 4~6 个月(创伤性股骨头坏死在创伤治疗期间可同时用药,活骨注射液有促进股骨颈骨折愈合作用)。

(2) 方法

活骨注射液由黑龙江中医药大学附属第二医院制剂室生产,每支 10 ml。髋关节腔内注射,每周 2 次,每次每侧注射药物 10 ml。2 个月为 1 个疗程,连续用药 3~6 个疗程。每疗程均摄 X 线片并行 CT 检查。

股骨头坏死的经典食疗方一则

蒜酒

【出处】《圣济总录》。

【原料】大蒜 1 000 g,桃仁、淡豆豉 500 g,白酒 5 000 ml。

【制法】①上药切细,生丝织袋盛;②纳瓷瓮中,入白酒浸泡,密封瓮口;③春夏 3 日,秋冬 7 日,即可取用。

【服法】初次 10 ml,渐至 20 ml,每日 2 次饮服。

【功效】温阳活血,补虚壮肾。

江中潮

骨内注射川芎嗪治疗股骨头坏死

江中潮,供职于成都中医药大学附属医院(邮政编码 610072)。

股骨头缺血性坏死是骨科临床常见的疑难病之一,其病因多且复杂。长期以来中医主要采用内服活血化瘀、补益肝肾的中药,配合外用中药及理疗,疗程长,效果不理想。而西药除采用钻孔减压外,更多的是进行带血管蒂的肌骨瓣移位术、血管束植入术和半髋或全髋置换手术等,手术复杂创伤大,而且会带来一定的手术并发症。

江中潮采用的川芎嗪骨内注射法,是将药物的有效成分,通过髓腔的脉管系统直接作用于病变局部,作用直接,效果可靠,而且患者不需住院,操作简便易行。

股骨头缺血性坏死的致病机理复杂,现在一般认为是股骨头颈部静脉回流障碍和瘀血及骨内压增高,动脉供血减少,引起骨髓组织缺氧,继而组织水肿,进一步使骨内压增高。由于气滞血瘀贯穿于股骨头缺血性坏死的全过程,所以选择川芎嗪注射液行气活血。实验证明,川芎嗪能改善微循环流态,使血液流速加快,降低微血管内红细胞凝集,对慢性微循障碍有明显调理作用。通过这种方法使血管组织再生,局部血流量增加,促进坏死骨的吸收和新骨再生,使坏死的股骨头恢复功能。

江氏的具体治疗方法:局部常规消毒,术者无菌操作。局麻下用 18 号穿刺针于大粗隆部进针,在 X 机监视下,针尖到达股骨颈之髓腔,回抽出髓腔血液 3～5 ml,然后注入川芎嗪 80 mg。每周注射 1 次,注射 4 针为 1 个疗程。休息 2 个月再进行下一疗程,可进行 4～6 个疗程。

樊粤光

中西药结合介入治疗非创伤性股骨头坏死

樊粤光,广州中医药大学第一附属医院主任医师(邮政编码 510405)。

非创伤性股骨头坏死的发病机制尚未完全明了,但微小血管内皮损伤及血管内瘀血在非创伤性股骨头坏死病理过程中起主导作用的观点越来越受到重视。

樊主任指出,非创伤性股骨头坏死是在局部微小血管存在病变的同时,如在血液黏度增高、脂肪滴堆积和高浓度游离脂肪酸的作用下,即可触发微小血管的凝血过程,导致组织出血、骨内压增高、回流障碍,最终形成股骨头非创伤性缺血坏死。介入治疗是治疗股骨头坏死的一种新方法,樊主任将介入治疗法应用于非创伤性股骨头坏死的治疗,获得满意疗效。

治疗方法: 应用 Seldinger 技术,经对侧股动脉穿刺,用 Cobra 导管(5.5F)置入对侧髂总动脉处即造影。了解髋部血管分布后,分先后将导管超选插入旋股内、外动脉,按序先后缓慢注入尿激酶 5×10^5 U,川芎嗪 240 mg,罂粟碱 30 mg,低分子右旋糖酐 50 ml。整个注药过程约 30~40 分钟。术后 5 天内仍静脉滴注尿激酶 6×10^4 U,每天 1 次;川芎嗪 180 mg,每天 2 次,低分子右旋糖酐 250 ml,每天 2 次,以巩固疗效。每髋介入治疗 2 次,两次之间相隔 2 周。

樊主任认为,在短时间内将多种有效药物应用介入技术灌注在支配股骨头的主要血管内,可发挥以下几个方面的治疗作用:

(1)重新疏通已发生病变的股骨头内血管,改善静脉回流,降低骨内压,恢复或改善股骨头的血供。大剂量高浓度的有效药物直接灌注在局部血管,可以扩张血管,溶解血栓,防止凝集,恢复局部血供。Ficat 0 期仅有股骨头的缺血改变,局部各组织代谢异常,但未发现骨组织的根本改变,因此,此期介入治疗的疗效确切。

(2)改善或增加股骨头坏死区域周围及髋部各组织的血液循环,为股骨头坏死区域提供良好的血供局部环境。髋部血管网络非常丰富,髋内、外血管及支配股骨头血供的主要血管间有大量吻合支。介入药物对局部血液循环的影响非常显著,且能维持较长的作用时间。樊主任的临床治疗结果显示,介入治疗的局部血管作用可达数月。

(3)介入药物不仅通过解痉、溶栓、抗凝集作用保护血管内皮,而且可以促进血管内皮细胞修复、再生及促进血管增生。川芎嗪注射液及复方丹参注射液在临床及实验研究中,均被证实有较确切的促进损伤血管内皮细胞的血管增生作用。

介入治疗是手术治疗和药物治疗之外的一种新的治疗方法。樊主任的临床治疗结果表明,这一疗法具有安全性高、损伤轻、易操作等优点,易被患者所接受。樊主任指出,本法主要适用于 Ficat 0～Ⅱ期及年老体弱不能耐受手术的 Ficat Ⅲ～Ⅳ期的患者。

股骨头坏死的药粥(一)

山药粥

【原料】生山药 60 g,大米 60 g,酥油、蜂蜜各适量,白糖少许。

【制法与服法】把生山药洗干净,去皮切碎加水煮为糊状,再将山药糊用酥油和蜂蜜炒制搅拌,离火放凉后捣碎备用。另将大米洗净加水煮成粥,放入上品溶化搅匀欲熟时加白糖少许即可。每日早晨饮用。

【功效】山药甘平,滋肾补脾,酥油甘平,补虚劳,润脏腑;蜂蜜甘平,益中气安五脏。三品合用,可补肾益脾,强筋骨。

贾全章

中药内服加病灶内注射治疗早期股骨头坏死

贾全章,供职于哈尔滨市中国人民解放军第211医院(邮政编码 150080)。

近年来,成人股骨头缺血性坏死的发病率呈逐年升高的趋势,治疗上尚无理想的方法,但人们已注意到早期诊治的重要性,而且许多学者提出分期治疗可以获得明显治疗效果。基于对其病因上血运受阻理论的认识,许多学者都在探索通过药物或手术方法改善或重建血运以促进愈合,并取得了很大的成绩。特别对于早期股骨头坏死,有效及时地改善股骨头血液供应具有积极的治疗作用。

贾全章提出采用口服胶囊和病灶内注射两种途径相结合的方法。口服全身用药以改善血黏稠度、扩张股骨头颈血管和促进血管再生、增加血运而加速坏死骨吸收及促进成骨;同时,行患髋关节腔内注射药物可直接作用以消除滑膜炎症,促进软骨再生和增加血运,促进骨的爬行替代,加速愈合。本疗法具有见效快、疗程短、疗效高的优点。另外,由于关节内穿刺用药操作简单、创伤小、痛苦轻,而乐于被患者接受。

一、中药内服

骨蚀灵胶囊由川芎、白芍、红花、丹参、土鳖虫、血竭、乳香、没药、自然铜、木香、制马钱、甘草组成。每味药各等量,干燥粉碎后装胶囊(其中制马钱为其他药量的1/5)。口服,每日3次,每次5粒,3个月为1个疗程。

健骨灵胶囊由杜仲、山药、枸杞子、淫羊藿、蛤蚧、鹿角霜组成。每味药各等量,干燥粉碎后装胶囊。口服(仅用于由激素引起者),每日3次,每次5粒,3个月为1个疗程。

骨增灵注射液由延胡索等3味中药经浸泡、浓缩、提炼精制而成无菌水针剂,每支5 ml。骨增灵注射液5 ml加入2%利多卡因1 ml混合后共6 ml,行髋关节腔内注射,隔日1次,3个月为1个疗程。

以上三种纯中药制剂都由黑龙江中医药大学附属医院药厂生产。

骨蚀灵胶囊具有补气养血、活血化瘀、通络散结止痛、续筋接骨之功效。现代药理研究证明,此方不仅具有扩张股骨头颈内血管、防止血栓形成、促进栓子溶解、增加血液供应的作用,而且可在促进坏死骨吸收的同时,补充成骨所需物质,从而促进成骨,加速坏死骨修复。

健骨灵胶囊具有补肝肾、助肾阳、养阴生精、健骨生髓之功效。现代药理研究证明,方内所用药物有提高机体免疫力和修复能力,补充各种营养因子,降低血糖、血脂和调解改善脂肪代谢的作用,故适用于因血管或血液本身病变和激素引起的股骨头坏死的治疗。

骨增灵具有理气活血止痛、舒筋通络的作用。现代药理分析和动物实验证明,此药具有止痛、消炎和促进退变关节软骨再生的作用。关节内给药可直接作用于股骨头和髋臼表面关节软骨,促其再生,直接作用于滑膜以消炎止痛。另外,可通过滑膜消肿缓解对滑膜下血管的压迫而改善血运。

二、治疗提示

(1)早期诊治效果好。

(2)骨增灵注射液要确保注射到关节腔内,应按正确的方法穿刺,注射前一定要回吸以确定不在血管内。注射时,应体会注射阻力,关节腔内注射阻力很小。一旦注射到关节外软组织内,将引起局限性药物性炎症而出现肿胀、疼痛。个别病人反映强烈以致功能障碍,应暂停注射并给予制动、抗炎处理。

(3)穿刺时,应严格无菌操作。

(4)各疗程间可适当停止注射,休息1～2周。

(5)应减少负重,保护股骨头,以免塌陷。

钱小奇

强直性脊柱炎合并股骨头坏死中西医结合治疗

钱小奇，医学博士，供职于广东省深圳市第二人民医院（邮政编码 518035）。

强直性脊柱炎是临床上常见病，好发于男性，高发年龄段为18～25岁，到了中晚期常合并有股骨头坏死，髋关节功能部分或全部丧失，多数患者生活不能自理，甚至卧床不起。本病病因不清，致残率高，是临床上的疑难病，除手术治疗外，有效治疗方法少。

钱小奇经过长期的临床研究，总结出了一套完整的中西医结合综合治疗方法，能使已经坏死硬化的骨细胞被新生的骨细胞替代，囊性坏死区被新生骨小梁填充，这是临床治疗的一大突破。钱小奇使用温肾固本、祛风通络、活血化瘀的中药，可起到软化血管、改善循环、降低骨内压力、促进新骨细胞生长并按生理力线排列的作用，从而实现渐渐修复坏死的股骨头、恢复髋关节功能的治疗目标。

钱小奇认为，强直性脊柱炎合并股骨头坏死属于中医的"痹证"范畴，由正气不足、"风、寒、湿三气杂至合而为痹"，湿郁日久可化热，痹久则气滞血瘀，因此病理因素有虚、风、寒、湿、热、瘀多个方面。中药处方中用生黄芪益气扶正；制川乌、制草乌、独活祛风湿、温经脉；生石膏、黄柏清热解毒；鸡血藤、牛膝活血祛瘀、舒通经脉；生薏仁健脾利湿；生甘草健脾益气、调和诸药，全方兼顾各种病理因素，故能取效。在开始阶段，抗生素的应用有利于局部炎症的控制，复方丹参注射液的使用对改善局部组织的供血具有积极的作用。

钱小奇指出，强直性脊柱炎合并股骨头坏死患者因长期治疗，常表现为脾胃虚弱，营养不良,在饮食中适当补充钙、锌、硒、锶等微量元素,同时辅以健脾利湿的食疗,多晒太阳,在医生指导下做功能锻炼,对本病的治疗也很重要。

钱小奇所用中西医结合疗法如下:

中药内服用生黄芪 30 g,制川乌 10 g,制草乌 10 g,生石膏 30 g,独活 15 g,鸡血藤 30 g,生薏仁 30 g,牛膝 15 g,黄柏 10 g,生甘草 15 g。每日 1 剂,加水适量,煎煮 1 小时,分 3 次内服。

治疗前 21 天,每日静脉输入 10% 葡萄糖 500 ml 加青霉素 800 万 U(过敏者改用其他广谱抗生素)及低分子右旋糖酐 500 ml 加复方丹参注射液 20 ml。在治疗期间停用一切其他药物,在 2 周内逐步撤减激素,直到完全停用。

根据患者病情,每周调整 1 次中药剂量并做适当加减。嘱多晒太阳,在医生指导下多做功能锻炼。进食富含钙、锌、硒、锶的食物,禁食冷饮、冰冻食品,注意保暖,谨防食物中毒。

【典型病案】

章某,女,17 岁,学生。

左髋疼痛 7 年多,经浙江医科大学第二附属医院检查,测 HLA-B27(+),确诊为"强直性脊柱炎"。先后经几家大中医院住院治疗,效果不显。最后因左髋关节强直在 15°,不能屈伸、行走、下蹲,不能自己穿裤袜 13 个月,于 1997 年 4 月 5 日以"强直性脊柱炎合并左股骨头坏死Ⅲ期"收住入院。入院时单拐行走 2 m 用时 72 秒,指地距离 32 cm,左髋强直,功能全部丧失。骨盆正位 X 片示:双骶髂关节炎Ⅱ~Ⅲ级,左髋间隙消失,左股骨头有多个大小囊性骨坏死。经以上中西医结合治疗方案治疗 94 天,于 1997 年 7 月 8 日痊愈出院。出院时去拐行走 20 m 用时 17 秒,指地距离 0 cm,"4"字试验左(一),可行走、跑、跳、下蹲、上下楼、自己穿裤袜。左髋功能全部正常,骨盆正位 X 片示:左髋间隙加宽至 1.5 mm,左股骨头囊性坏死区大部分被骨小梁填满。

1998 年 12 月 5 日随访,已正常上学 1 年多,双髋功能正常,骨盆正位 X 片示:左髋间隙加宽至 3.5 mm,左股骨头囊性破坏全部消失,完全正常。

王和平
中西药病灶灌注治疗法

王和平，供职于甘肃省人民医院（邮政编码 730000）。

小儿股骨头坏死的病因尚未明了，比较公认的看法是股骨头内静脉回流障碍使骨内压增高，继发动脉缺血坏死而发病。中医学将其归属于"骨蚀"范畴。风、寒、湿邪外袭，邪阻络脉，日久而骨失所养，引发股骨头坏死。

王和平认为，小儿股骨头坏死的手术治疗方法很多，效果各有优劣，但大多不能穿过骺板屏障及穿透关节软骨面，不能使骺板远侧之血液、关节腔中之滑液及治疗药物进入股骨头坏死区，难以获得满意效果。而保守治疗耗费时日，患儿及家长难以合作。因此，王和平指出，改善股骨头病灶内血运、促进修复，从而防止肢体病废是一个非常迫切的研究课题。

王和平根据小儿股骨头坏死的病理生理特点，提出复方丹参注射液合山莨菪碱病灶灌注的治疗方法是在股骨近端骺板两侧及股骨头坏死区骨内外人为地建立了循环通道，不仅可有效减轻骨内高压，并使骺板远侧之血液及关节腔中之滑液经孔进入股骨头坏死区，使坏死区的无营养状态变成血液与滑液的双重营养，药物也可直接进入病灶而发挥最佳疗效。之后，每一个骨孔中新生毛细血管增生，并在复方丹参注射液和山莨菪碱的作用下加速重建血运并刺激成骨，这样，每一个骨孔成为新生骨的策源地并修复取代病骨，达到改善血运、促进修复、化朽为新之功效。

山莨菪碱可解除血管痉挛，加速骨髓血流，促进毛细血管增生；丹参有活血祛瘀、养血止痛之功。现代药理研究显示，丹参具有扩张血管、改善微循环、抗血凝、消血栓、降低血液黏度及抗菌消炎、提高机体免疫力等作用。两药并用可破宿血、生新血，达到骨骼得养、骨蚀可愈之目的。

王和平采用以下治疗方法治疗小儿股骨头坏死,收到满意效果。

全麻或硬膜外麻醉。改良 Smith 切口,不切断股直肌,纵形切开关节囊,如滑膜肥厚可部分切除。在髋板远侧股骨颈开一骨槽,用空心钻经骨槽近端穿过髋板中心向坏死区放射状钻数孔并穿透关节软骨。如此,髋板两侧、头坏死区与关节腔交通,滑液、血液及药物可经孔循环。在头坏死区埋 1 根细硅胶管,引出皮外固定并安置开启接头。严密缝合关节囊。合并髋关节半脱位者,行骨盆截骨术以增加包容。

经硅胶管向病灶内注入复方丹参注射液 2～5 ml、山莨菪碱 5～10 mg,每天 2 次,治疗 3～4 周后拔管。

双下肢外展内旋位石膏固定,石膏不包括髋、踝关节,患儿可坐立并活动髋关节,使之在包容下头臼协调活动,有利于促进循环。每 2～3 个月换一次石膏,换石膏间隙让患儿在床上活动 1 周。

股骨头坏死的药粥(二)

赤小豆粥

赤小豆 30 g,白米 15 g,白糖适量。先煮赤小豆至熟,再加入白米做粥加糖。本方能除湿热,用于股骨头坏死偏湿热者,也可用于骨折延迟愈合及骨质疏松症。

刘 新

中药与频谱 双管齐下

刘新,供职于郑州市河南医科大学第一附属医院(邮政编码 450052)。

股骨头缺血性坏死是以骨的活性成分死亡为主要变化的病理过程,在X线片上表现为骨小梁萎缩或消失;骨密度不均或变浅,股骨头表面毛糙、凹凸不平或缺损,髋关节间隙变小,关节面不平。刘新认为,该病属于"骨痹"范畴,多为瘀血内阻、骨失所荣所致,提出了补益肝肾、益气养血、活血化瘀的治疗原则。

临床治疗选用成药健骨生药丸(北京匡达制药厂生产,每袋4.5 g)口服,成人每次1~2袋,每日3次。小儿酌减。配合周林频谱治疗仪局部照射,每天2次,每次30分钟。同时进行功能锻炼。治疗期间注意避免患肢(侧)负重。

健骨生药丸主要由三七、当归等活血化瘀、温经通络、养血生骨的中药组成。诸药合用,使瘀血化、气血足、寒湿祛、肝肾健、精髓生,最终股骨头缺血性坏死得以改善、治愈。现代药理研究表明,当归有促进毛细血管再生的作用;三七有使毛细血管壁的通透性降低、促进血液循环的作用。

周林频谱治疗仪的局部照射,加强了局部血液循环和药物有效成分的吸收。

刘新提出的治疗方法(服用成药健骨生药丸和照射周林频谱治疗仪),避免了手术创伤及手术、介入治疗时的麻醉痛苦和风险;避免了使用其他疗效不确切的治疗方法而导致的诊治延误;毒副作用小,对身体无害。

王文瑞

中药结合股骨头钻孔减压术

王文瑞,供职于内蒙古包头市第三医院(邮政编码 014040)。

中医学认为,股骨头缺血性坏死多因先天不足、肝肾亏虚或有损伤,致使局部气血瘀阻,经脉不通,骨质失去正常的气血温煦和濡养而酿成。现代医学则尚未明了股骨头缺血性坏死的发病机制,多数学者认为与股骨头颈部静脉回流障碍和瘀血及骨内压增高、动脉供血不足有关。

基于以上认识,王文瑞提出了股骨头内钻孔减压术,使静脉回流得以改善,髓内瘀血得到缓解,同时配以中药活血化瘀、通经活络、消肿止痛,加速血液流通,促进股骨头内血管再生,使微循环和骨代谢逐渐恢复正常。

临床治疗结果显示,辨证内服活血化瘀、舒筋活络、消肿止痛及补肝肾、壮筋骨的中药,可改善和促进股骨头颈部的循环及血供,加速死骨的吸收和新骨的再生,缩短修复时间。活血化瘀、消肿止痛药物还可以减轻关节囊、滑膜层的充血水肿及渗出,从而减轻因股骨头内压及关节内压力增高引起的疼痛不适,改善髋部的功能。

王文瑞所用治疗早期股骨头缺血性坏死的中西医结合疗法如下。

1. 股骨头钻孔减压术

常规消毒麻醉后,在大转子下方 2.5 cm 处作 0.6 cm 皮肤切口,用 0.4 cm 空芯钻在电视 X 线监控下,由股骨颈向股骨头内密度增高区或囊性病部位中心及周围钻 2~4 个孔,直至股骨头软骨面的下方,然后退出钻头,缝合皮肤 1~2 针。

2. 中药治疗(分期辨证施治)

(1)早期

治以通经活络、消肿止痛、活血化瘀。药用:当归 20 g,黄芪 30 g,鸡血藤 30 g,地龙

30 g,丹参 25 g,水蛭 10 g,云苓 30 g,牛膝 10 g,血竭 10 g,桃仁 15 g,红花 15 g,三七 2.5 g,甘草 6 g。每日 1 剂,水煎服。

(2) 中期

治以和营生新、续损接骨。药用:生熟地各 10 g,赤白芍各 12 g,丹参 25 g,杞果 15 g,甘草 5 g,木瓜 20 g,秦艽 10 g,骨碎补 15 g,山药 25 g,山萸肉 15 g。每日 1 剂,水煎服。

(3) 后期

治以益补肝肾、强筋健骨。药用:黄芪 30 g,当归 60 g,小红参 10 g,陈皮 20 g,山药 50 g,云苓 30 g,鹿茸 10 g,海狗肾 1 条,三七 30 g,自然铜 15 g,土元 15 g,血竭 15 g。以上药物共研细末,充装胶囊,每次 5 粒,每日 2～3 次。

股骨头坏死的药粥(三)

苡米粥

苡米 30 g,淀粉少许,砂糖、桂花各适量。先煮苡米,米烂熟放入淀粉少许,再加砂糖、桂花。作早餐用,用于股骨头坏死及骨质疏松,能清利湿热,健脾除痹。

防风苡米粥

防风 10 g,苡米 30 g。水煮,每日 1 次,连服 1 周。能清热除痹,用于股骨头坏死。

巴英伟

中医论治结合中心减压

巴英伟，供职于河北省石家庄市平安医院（邮政编码 050021）。

股骨头无菌性坏死发病率较高，呈逐步上升趋势，其发病因素有60余种。尽管该病的发病机制尚无定论，但国内外的研究结果基本认为，股骨头静脉瘀滞，引起血流动力学、组织学及代谢与生化学的异常改变，发生骨内高压导致骨微循环障碍，使髓内血流量减少，骨髓组织缺氧水肿，组织水肿又进一步增高骨内压，形成恶性循环，引起股骨头进行性缺血缺氧，再加上动脉血管痉挛、灌注不足，股骨头缺血症状得不到改善，最终导致股骨头无菌性缺血、坏死，股骨头生物强度下降，从而引发股骨头塌陷。

巴英伟认为，中心减压术针对股骨头无菌性坏死的病理生理，对骨内静脉瘀滞起充分引流作用，改善微循环，降低静脉压，解除了股骨头内高压。应用解痉扩血管药物，解除了血管痉挛，使股骨头内血管再通，促进了股骨头静脉回流，增加了其动脉血灌注，使股骨头有效循环血量增加，重建了股骨头血运，创造了有利新骨生长、修复坏死骨的环境。

巴英伟指出，股骨头无菌性坏死是由于多种原因导致的股骨头局部血运不良，从而进一步引起骨小梁缺血坏死、股骨头塌陷的一种病变，属于中医学"痹证"范畴，但多顽固难愈，又有别于一般的痹证。本病源于人体阴阳气血亏虚、脏腑功能失调，内生风寒，湿邪深伏，与瘀血痰浊凝结，阻滞气血运行，形成本虚标实，虚实夹杂，痰瘀湿浊互结，骨败肉腐的复杂病机。该病与肝、脾、肾三脏密切相关，因于肝者，气滞血瘀为上；因于脾者，寒湿困阻为要；因于肾者，先天不足、元气亏损为先。无论何脏之因，其共同的致病特点为气血运行不畅，筋脉瘀阻，骨败肉腐。巴英伟在临床上将本病分为3型辨证施治，但以调理本脏、祛除病因、活血通脉、改善血运为基本大法。运用活血通脉，一方面可改善微循环,加速血运,促进骨细胞生长复原,利于坏死的骨质骨膜复活,达到祛瘀生新的作用;另一方面,可提高骨组织从微循环血管中摄氧的功能,加速组织修复。

一、中心减压术

手术在 C 型臂 X 线机透视下进行。患者仰卧手术台上,髋关节稍屈约 10°,轻度外展内旋约 20°,以抵消股骨颈前倾角。大转子处消毒,铺无菌手术巾,局麻满意后,作一长约 3 cm 的纵形切口,逐层锐性分离至大转子下方骨皮质处。透视下用一直径约 4 mm 的长钻头,自大转子下方 2 cm 处股骨侧中线沿股骨颈中央用骨钻通过股骨颈向股骨头内囊变及坏死区钻孔。此时,患者可感到患髋处有酸、胀、疼痛等不适,但均能耐受。钻孔至股骨头软骨下约 5 mm 处,轻微活动髋关节,待确定钻头在股骨头内时拔出钻头。此时自钻孔中有少许黯紫色血液流出。用同样方法从大转子处同一钻孔分别向负重区及坏死囊变区钻 2~3 个隧道,每个隧道都必须至股骨头软骨下 5 mm 处。视切口无活动性出血,缝合筋膜、皮下组织及皮肤,用外展 45°和内旋位的 Petric 型外展石膏固定 3 个月(局部开窗换药、拆线)。3 个月后去除石膏,在床上行患髋不负重关节功能锻炼。6 个月后扶双拐下地缓慢行走,亦可在健身车上作骑车锻炼,9 个月后恢复正常负重行走。

术后处置:

常规静脉点滴抗生素 7 日。每日静脉点滴山莨菪碱 20 mg,脉通 500 ml,复方丹参注射液 20 ml。2 周为 1 个疗程,共用 3 个疗程。

二、辨证治疗

根据以下辨证分型用药。

(1)气滞血瘀型:症见髋部疼痛由轻而重,有时刺痛,痛处固定,向膝部放射,时轻时重,夜间加重,跛行,舌紫黯或有瘀斑,脉细涩或沉弦。治宜行气活血、祛瘀止痛。方选桃红饮、活络效灵丹合补阳还伍汤加减:当归、姜黄、赤芍药各 15 g,穿山甲、桃仁、川芎各 12 g,乳香、没药、桂枝、红花各 10 g,丹参 18 g,葛根 25 g,黄芪 20 g,全蝎 7 g,蜈蚣 2 条。

(2)肝肾亏虚型:症见髋部疼痛,下肢乏力,腰膝酸软,头昏耳鸣,精神委靡不振,关节屈伸不利,舌淡红,苔薄或少苔,脉沉细无力。治宜益气活血、补养肝肾、活络止痛。

方选蠲痹汤合独活寄生汤加减:黄芪 20 g,当归、杜仲、秦艽、川续断、桑寄生、狗脊、穿山甲各 15 g,葛根 30 g,白芍药 25 g,熟地黄 18 g,姜黄 12 g,桂枝 8 g,细辛 6 g,川牛膝 10 g,鸡血藤 20 g,骨碎补 12 g。

(3)寒湿阻滞型:症见髋部持续性重着疼痛,患肢冰凉,得热痛减,畏寒怕冷,舌淡胖,苔白腻,脉沉缓或沉迟。治宜温阳散寒、利水渗湿。方选通阳宣痹汤:桂枝 10 g,麻黄 5 g,制附子 6 g,炙甘草 6 g,知母 12 g,苍术 10 g,防风 12 g,薏苡仁 30 g,制天南星 6 g,白芍药 15 g,熟地黄 15 g,黄芪 15 g,鸡血藤 20 g,泽泻 10 g。

以上辨证治疗,每日 1 剂,水煎服,3 个月为 1 个疗程。

巴英伟的临床治疗结果表示,采用中西医结合,辨病与辨证相结合,手术与中药并用,是治疗股骨头缺血性坏死的一条捷径。

股骨头坏死的药粥(四)

羊骨粥

【原料】羊骨两具(约重 1 000 g 左右),粳米或糯米 100 g,食盐、生姜、葱白各少许。

【制法】先将羊骨洗净槌成小碎块(如乒乓球般大小),加水煎汤,取其汤液与洗净的粳米(或糯米)同煮为粥,粥熟后加入食盐、生姜片、葱白片各少许调味,再稍煮片刻,即能食之。

【功效】羊骨甘温,可治虚劳体弱、肺痿咳嗽、腰膝酸软等症,煮粥食之有滋阴补气之效。可用于股骨头坏死之肝肾阴虚者。

高书图
中药配合髋关节双减压术

高书图，河南省洛阳正骨医院主任医师（邮政编码 471002）。

股骨头缺血性坏死的原因较为复杂，致病机理至今尚未完全明了。多数学者认为与股骨头颈部静脉回流障碍、瘀血及骨内压或关节内压增高，动脉供血不足有关。静脉回流障碍和骨内压增高的同时又影响到动脉的血供，头颈骨内压增高的本身即可能成为骨细胞受压坏死的因素，最终导致股骨头缺血坏死的患者在手术时，见到关节囊充盈饱满，压力增高，切开后关节液涌出的现象。

基于以上认识，高主任设计了股骨头内钻孔减压及关节腔内穿刺引流减压术，通过双减压可使骨内压力及关节内压力降低，使外周阻力减小，促使静脉回流障碍得以改善，腔内瘀血得到缓解，同时配以中药活血化瘀、通经活络、消肿止痛药物的应用，加速血液流通，促进股骨头内血管再生，使微循环和骨代谢逐渐恢复正常。高主任的临床治疗结果表明，这一方法对早期股骨头缺血性坏死的患者效果较佳，即按 Ficat 分期 Ⅰ、Ⅱ期患者为适宜。

现代药理学研究证明，活血化瘀的中草药能降低血小板的聚集性，有一定的抗凝作用；能扩张小动脉，改善微循环，提高人体免疫力，以及促进组织修复和再生，并具有镇痛、镇痉和镇静作用。高主任认为，辨证内服活血化瘀、舒筋活络、消肿止痛及补肝肾、壮筋骨等药物，可改善和促进股骨头颈部的循环及血供，加速死骨的吸收和新骨的再生，缩短修复时间。特别是活血化瘀、消肿止痛中药，可以减轻关节囊滑膜层的充血水肿及渗出，对增强降压（降低关节内的压力）大有益处；镇痛、镇痉和镇静作用可以缓解因股骨头内压及关节内压力增高而引起的疼痛不适，改善髋部的功能。

高主任采用的中西医结合治疗方法如下。

一、双减压术

(1)股骨头内钻孔减压术:患侧髋部常规消毒,铺无菌巾,局部浸润麻醉后,在股骨大转子下方 2.0 cm 处作 0.5 cm 皮肤切口,用自制 0.4 cm 空芯钻在电视 X 线机监控下,经股骨颈向股骨头内密度增高区或囊性变部位中心以及周围钻 2~4 个孔,直至股骨头软骨面下方,取钻芯内骨质病检,皮肤切口缝 1~2 针。

(2)关节腔内减压术:在完成股骨头内钻孔减压后,再在大转子前外侧作局部浸润麻醉,皮肤作一 0.5 cm 的切口,用 1 根 1.5 mm 的克氏针自切口紧贴大转子前侧皮质,沿股骨颈前侧进入髋关节腔内。而后分别用直径 3 mm、4 mm 的套管沿导针逐一送入,放置好外层套管后,即可拔出导针和内层套管。见有关节液流出,将输液器管经套管送入关节腔,最后将套管拔出。在拔出套管时,切勿将输液器管带出。将输液器管与皮肤缝合固定包扎,外接负压引流器,常规引流 5~7 天。引流管口处可每天滴 75% 乙醇 1 次,术后患肢皮牵引制动 2~3 周,然后扶拐下床,患肢不负重进行功能锻炼。

二、辨证施治

(1)早期:活血化瘀、通经活络、消肿止痛,药用当归 20 g,黄芪 30 g,鸡血藤 30 g,地龙 30 g,丹参 30 g,水蛭 10 g,云苓 30 g,连翘 10 g,牛膝 15 g,炙乳没各 6 g,血竭 10 g,桃仁 10 g,红花 10 g,三七 3 g,甘草 6 g。每日 1 剂,水煎服。

(2)中期:和营生新、接骨续损,药用生熟地各 10 g,赤白芍各 12 g,杞果 12 g,丹参 30 g,山萸肉 10 g,山药 30 g,云苓 30 g,牛膝 15 g,骨碎补 15 g,秦艽 10 g,木瓜 15 g,甘草 6 g。每日 1 剂,水煎服。

(3)后期:补益肝肾、强健筋骨,方用活血壮骨胶囊(自拟方),由黄芪 30 g,当归 60 g,小红参 10 g,陈皮 20 g,山药 50 g,薏米 30 g,云苓 30 g,鹿茸 10 g,海狗肾 1 条,三七 30 g,自然铜 15 g,土元 15 g,血竭 15 g 组成。上药共研细末,充装胶囊,每次 5 粒,每日 2~3 次。

金瞬容

中西结合论治股骨头无菌性坏死

金瞬容，供职于延边大学医学院附属医院（邮政编码 133300）。

股骨头缺血性坏死是由于股骨头的血液循环受限，即动脉灌注不足及静脉回流受阻，并导致骨内压升高所引起的一种疾病。金瞬容认为：股骨头缺血性坏死属"瘀血"、"骨蚀"病变。气滞血瘀，不通则痛，瘀血不去，新骨不生，则骨不能接，故活血化瘀、续筋接骨、理气止痛是治疗本病的关键。

基于上述理论，金瞬容采用了髓芯减压、皮牵引、介入中药等中西医结合的方法治疗股骨头缺血性坏死，取得了一定的疗效。

(1) 髓芯减压术：在硬膜外麻醉下，患者平卧，取患侧大粗隆中点为穿刺点，以直径 0.3～0.4 cm 的螺纹针按股骨颈的方向刺入，达股骨头关节面下 2～3 mm。在 X 线电视监视下重复操作数次，并在不同部位，重复上述操作。

(2) 介入治疗：完成上述操作后，从股动脉插导管，介入到旋股内外侧动脉处，并在大腿中段上止血带后，注入尿激酶、复方丹参注射液。

(3) 中药治疗：术前、术后采用活血化瘀中药治疗，并且根据股骨头坏死的类型，采用不同的药方。

(4) 其他：所有患者绝对卧床休息 3 个月，但在床上行四肢功能练习，后扶双拐下地 6～9 个月；对于塌陷明显或半脱位者，行骨或皮牵引 3 个月。

金瞬容认为，髓芯减压能使封闭的髓腔被打开，骨内压因缺血造成的高压而缓解，刺激了毛细血管的再生及骨小梁的形成，减轻了骨性痛的症状；通过旋股内外侧动脉介入尿激酶、复方丹参注射液，改变股骨头内血管内的凝血机制，溶解微小血栓，开通栓塞的血管，增加股骨头供血，促进骨小梁的形成；根据股骨头的分类不同，采用不同的中药治疗方剂（Ⅰ期予活血行气、兼补肝肾；Ⅱ期予补益肝肾、养血活血；Ⅲ期予固本增元、补血益气），三期用药使血行而新骨生；患者的功能锻炼，既能通经络行气血，又能恢复关节功能，达到标本兼治的目的。牵引的重量宜适中，因人而异，并置患肢于外展内旋位，既缓解软组织的痉挛，矫正畸形，又能减小髋关节内压力，增加髋臼对股骨头的包容量，使压力均匀分布，避免应力集中而致股骨头坏死加重、畸形或脱位。

临床治疗结果表明：早期治疗成年人股骨头无菌性坏死，不仅能够保存股骨头，而且也能保持良好的功能。Ⅱ、Ⅲ期患者如关节软骨破坏不重，仍能恢复良好关节功能，尤其是从事体力劳动和年轻患者的关节功能恢复程度，优于人工关节。

股骨头坏死的经典食疗古方（一）

蒸水牛肉

【出处】《寿亲养老新书》。

【原料】鲜水牛肉 500 g，姜、葱、醋、酱油、味精、酒、香油各适量。

【制法】将牛肉洗净，剔去筋膜，切薄片，盛蒸盆内；加姜末、葱段拌匀，上笼蒸极烂，起锅扣入碗内，加油、酱油、醋、味精拌匀即得。

【服法】佐膳服食。

【功能】补益气血，强壮筋骨。

【适应证】血亏阴虚所致的羸瘦消渴、腰膝酸痛、筋骨痿软、四肢乏力或水肿尿少等症，亦可用于中老年人的日常保健。

王振华

中药结合减压植骨

王振华，供职于河南省周口市中医院（邮政编码 466000）。

股骨头缺血性坏死是骨科的常见病，其原因多与骨髓内压增高、局部血流动力学改变有关，日久则出现局部水肿、出血、纤维变性乃至缺血坏死。

王振华通过经皮钻孔减压、刮除植骨手术，减轻了骨内压，改善了局部微循环，促进了新骨再生。手术可在局麻下进行，创伤小、出血少，不破坏股骨头血运，不影响髋关节的稳定性，不会造成髋关节周围粘连。

股骨头缺血性坏死治疗的关键在于早期发现、早期治疗，以防止病变进展，延长股骨头的寿命。王振华指出，本方法治疗早中期股骨头缺血性坏死的疗效可靠；对晚期患者的疗效不确切。因此，对疼痛重者，王振华建议考虑人工股骨头假体置换或全髋置换手术。

中医认为股骨头缺血性坏死多因先天不足，肝肾亏虚所致。肾主骨生髓，肾髓空虚，则骨失所养，此为导致本病的根本原因。复因创伤、劳损、外邪等使局部气血瘀阻，经脉不通，而发生本病。王振华提出，其治疗重在补肝肾、行气血、通经络，因此在分型用药中均佐加当归、黄芪、丹参、鸡血藤之类，以填精益髓、活血通络。王振华认为，术后配合中药治疗起到活血化瘀、补肾壮骨之功效，改善了血液供应，促进了骨组织再生，加快了患者的康复。

王振华所用综合治疗股骨头缺血性坏死的方法如下。

一、减压植骨

患者取仰卧位，患侧略垫高，局麻后于大转子下 1 cm 处向下做 2 cm 长的切口，分离肌肉达骨质。以大转子下 2～2.5 cm 为进针点，在 X 线电视监视下顺股骨颈中心钻入 1 枚导针达髋臼,用安装 DHS 的绞刀钻开骨皮质,通过股骨颈至头坏死区,钻一直径 1 cm 大小的骨道,用不同角度刮匙刮除死骨和硬化骨,彻底清除骨坏死区。用环钻取同侧足量髂骨松质骨柱植入骨道,缝合切口即可。整个过程均是通过大转子至股骨头间骨隧道完成,不影响髋关节周围的血运和髋关节功能。手术后即可在床上活动关节,术后 2~3 天,髋关节疼痛消失;7~10 天,可下床做不负重活动。以后定期复查 X 线、核磁共振,36 个月后根据骨修复程度逐步负重行走,恢复正常生活工作。

二、中药辨证分型施治

(1)肝肾两虚型:治以补益肝肾,养血和血。药用熟地 10 g,龟甲 9 g,当归 15 g,红花 10 g,川芎 10 g,丹参 15 g,巴戟天 10 g,枸杞子 10 g。

(2)脾肾阳虚型:治以健脾益气,和血补肾。药用党参 15 g,茯苓 20 g,牛膝 10 g,山萸肉 15 g,黄芪 20 g,当归 10 g,白芍 10 g,丹参 10 g。

(3)气血两虚型:治以补益气血,益气和营。药用当归 15 g,黄芪 20 g,党参 15 g,山药 10 g,熟地 10 g,肉苁蓉 10 g,地龙 10 g,鸡血藤 15 g,牛膝 10 g。

(4)气滞血瘀型:治以活血化瘀,强筋壮骨。药用熟地 15 g,地龙 10 g,肉苁蓉 15 g,三棱 9 g,莪术 9 g,牛膝 10 g,红花 10 g,赤芍 10 g,骨碎补 15 g。

股骨头坏死的经典食疗古方(二)

猪膏酒

【来源】《医方集解》。

【原料】猪脂、姜汁各 300 g,米酒 1 500 ml。

【制作】先将鲜生姜捣碎榨汁,再将猪脂置于锅内用文火化开,倒入姜汁、米酒和匀煎透即成。

【服法】每日早、晚各 1 次,每次饮用 20~30 ml。

【功效】滋阴润燥,养筋壮骨。

【适应证】适用于过度劳累,四肢筋力耗竭,爪甲皆痛,不能久立等症。

吴铁男

中药内服外敷加减压

吴铁男,供职于河南省漯河市第三人民医院(邮政编码 462000)。

股骨头缺血性坏死是骨伤科常见的疑难病之一。吴铁男认为,该病属于中医"瘀血"、"骨蚀"、"骨痿"的范畴。本病发生的根本原因在于股骨头局部血液循环障碍和缺血,其病因繁多复杂。股骨头活动度较大,负重也大,供血血管容易受到损伤,并出现股骨头软骨下轻微骨折,血液渗出,形成肿胀(X线片显示囊状透亮区),加上纤维组织的包绕,外侧新生界限骨致密带更加重了这一缺血过程,使得血液循环不畅,动脉阻塞,静脉瘀滞,促进了恶性循环的发展。

吴铁男采用以下中西医结合的方法治疗本病,取得满意疗效。

一、股骨头钻孔减压

在X光闭路电视下进行。患者平卧操作台上,局部常规消毒铺巾。取鳞纹针3根及打拔器1套(河南省洛阳正骨研究所产品)。先以导针定位,然后局部麻醉,3根鳞纹针从大转子外侧三个点,沿股骨颈轴线打入股骨头,直到头下约2 mm处,3根鳞纹针于股骨颈部位进行交叉。打好后,随即用拔除器依次将其拔出,针眼以无菌辅料包扎。术后,患肢皮牵引,6周后可离床,4~6个月不负重活动。术后1年可去拐。

二、中药内服

1. 早期

治以活血化瘀、行气止痛、益气养血。药用丹参、鸡血藤、厚朴、茯苓各15 g,当归12 g,赤白芍、川芎、柴胡、白术、水蛭、地龙各10 g,枳壳6 g,三七粉(另包冲服)3 g,甘草6 g。每日1剂,水煎分2次服下。4周为1个疗程,可连续治疗2~3个疗程。

2. 中期

治以接骨续损、和营生新。药用降香60 g,当归、丹参、白芍、鸡血藤各30 g,骨碎补、自然铜各15 g,山甲12 g,血竭、没药、乳香、土鳖虫各10 g,鹿角霜3 g。以上诸药共为细面,装入0.5 g/粒胶囊内,每次2～3粒,每天3次,口服。4周为1个疗程,可连续治疗4～6个疗程。

3. 后期

治以补益肝肾、强壮筋骨。药用当归60 g,熟地、枸杞子各45 g,山药、三七粉各30 g,黄芪、续断、骨碎补、薏苡仁、红参各15 g,全虫、土鳖虫、山萸肉、川芎、怀牛膝、肉桂各10 g。以上诸药共为细面,装入0.5 g/粒胶囊内,每次2～3粒,每天2次,口服。4周为1个疗程,可连续治疗6～8个疗程。

三、中药外敷

药用骨碎补、川断、乳香、没药、自然铜、当归、丹参、苏木、大黄各30 g,血竭15 g,冰片6 g。以上诸药共为细面,用时取50 g以蜂蜜调匀,均匀地涂于患侧髋关节的前侧和外侧,外包以药棉和绷带。每周更换1次,4周为1个疗程,可连续治疗5～6个疗程。

吴铁男认为,用鳞纹针经皮骨内减压,使股骨头颈部与皮质外形成交通,打开了致密带,使骨内压降低,促进髓内血液向头区供给;减少了手术对股骨头及其颈部骨膜、血管的再损伤,打破了动-静脉的恶性循环,促进了代谢产物的清除,减少了对神经的刺激,使疼痛症状很快缓解;使关节腔渗液吸收,加大了髋关节的活动度,使临床症状改善。

吴铁男指出,同时应用中药内服,补肝肾、健脾胃、益气血、通脉络以助生化之源,濡养筋骨,调理气血;配合中药外敷,药物以较高的浓度经皮肤直接吸收,促进成骨和股骨头的包容。

武 影

中药内服与减压结合

武影,供职于辽宁省朝阳市中医院(邮政编码 122000)。

武影认为,对于股骨头缺血性坏死的手术治疗,寻找一条恒定的通往股骨头、颈的动脉血管(臀上动脉)十分重要。因臀上动脉直接延续于髂内动脉,走行于大转子上面及外侧面,与旋股内侧动脉、旋股外侧动脉相吻合,这些血管虽相互交通,但各自具有一定的独立性。旋股内侧动脉为股骨头、颈的主要供应动脉,通过臀上动脉降支与旋股内侧动脉的吻合这一解剖关系,向臀上动脉加压输入抗凝、扩溶剂以及改善股骨头微循环的药物,可疏通已完全瘀阻、闭塞的股骨头血运。

由于股骨头内血运障碍、血液瘀滞等原因,造成了患肢股骨头内压增高,因此,缓解股骨头内压力,才有利于部分血运的再通。武影认为,在动脉血管药物灌注的前提下,进行大粗隆下钻孔减压,一是能缓解股骨头内压力,二是有利于药物在股骨头、股骨颈内循环。

病侧髋臼的退变、增生、肥厚、关节腔隙变窄也极大地影响了股骨头的修复及血运再生。进行患肢皮牵引,可以缓解关节腔内压力,加大关节腔空间,解脱因关节腔狭窄而造成对股骨头的卡压,从而使股骨头有机会得以修复。内服中药以活血化瘀、益气通络,适用于早期股骨头缺血性坏死。

武影所用中西医结合疗法如下。

1. 臀上动脉加压滴注

经硬膜外麻醉后,病人健侧卧位,切口从髂后上嵴下方约 8 cm 处开始,与臀大肌纤维平行,向远侧延伸至大转子后缘。与皮肤切口相一致切开深筋膜,顺臀大肌纤维方向将臀大肌作钝性分离,显露梨状肌,向梨状肌上缘小心分离,于梨状肌内上缘寻找臀上动脉,向远端游离,寻找臀上动脉降支并切断之。近端结扎,远端上血管夹,断端远侧以肝素生理盐水冲洗。查血管正常后,向血管内置入硅胶导管,用丝线于血管外结扎,松开血管夹,可见硅胶管远端有血液喷出,向管内注入 5 ml 肝素生理盐水并闭管,引于皮外,逐层缝合后以无菌敷料包扎导管,术毕。术后行血管造影(碘试敏后,向管内注入泛影葡胺注射液 20 ml),立即摄髋关节 X 线片 3 张,观察造影剂分布情况,证明左髋关节周围形成造影网后开始用药。术后每日向管内加压滴注 25 ml 生理盐水加精纯克栓酶 10U,丹参注射液 40 ml,尿激酶 60 万 U,滴注完毕后,向导管内注入 5 ml 肝素生理盐水后闭管。用药 10 天后拔出硅胶管,局部加压包扎 24 小时(臀上动脉切断后,对其供血的肌肉、骨及韧带无明显影响)。

2. 大粗隆下钻孔减压

上述手术完毕后,即于大粗隆下方 2 cm 处做一长 3～5 cm 的纵行切口,显露出大粗隆,利用术前所摄髋关节正侧位 X 线片定钻孔深度,即于粗隆下 2 cm 向股骨头颈中心进针,克氏针以 2～3 mm 直径为宜,并与股骨干成 45°角,向前倾 15°,当针进深度过颈中心 2～3 cm 即可。将针抽出,换位置与原针孔呈 15°夹角进针。最好使二针孔在距离股骨头 1.5 cm 左右会合。将针抽出,缝合切口,定期换药。

3. 患侧下肢皮牵引制动

上述手术完毕后,即对患者在病房内进行患侧下肢皮牵引,制动 2 周,牵引重量与体重比例为 1∶8。2 周后,拆除牵引。下床活动时宜扶拐行走。

4. 中药治疗

内服骨病 I 号胶囊,主要成分为牛膝、丹参、川芎、红花、山楂、蒲黄、三七、血藤、苏木、桂枝、防己、苍术、威灵仙、肉桂、麻黄、土鳖虫、川乌、草乌、透骨草、乌蛇、姜黄、黄芪等 20 余味纯中药,研细末装胶囊,每粒 0.3 g,每次 4～5 粒,日服 2 次,2 个月为 1 个疗程。

杨连梓
古方当归补血汤加髓芯减压术

杨连梓，福建中医学院附属第二人民医院主任医师（邮政编码 350003）。

股骨头坏死的原因之一是骨内压增高，且正常骨与病变交界处有一层反应性新骨，质地厚硬，妨碍坏死区的血液循环重建。髓芯减压打开股骨头髓腔的封闭状态，降低周围血管阻力，降低骨内压，增加血流量，可改善股骨头的血液循环，有利于骨的再生，终止或逆转股骨头缺血性坏死的进程。杨主任认为，气血虚弱型股骨头缺血性坏死为气滞血瘀造成的气血不畅。当归补血汤以黄芪大补脾肺之气，为主药；配以当归益血和营，如此阳生阴长、气旺血生，气血阴阳互相维系而获效。现代医学研究也表明，当归补血汤具有抑制血小板聚集，抗血栓形成，促进血红蛋白及红细胞生成，扩血管改善血循环等作用。

杨主任指出，由于单纯服用药物治疗难以解决股骨近端髓内压力，仅做髓内减压则对血循环、血液系统致病因素难以去除或纠正，而采用内服当归补血汤与髓芯减压术的中西医结合疗法，可互补治疗上的不足，提高早、中期股骨头缺血性坏死的远期疗效。

手术方法：患者取仰卧位，在大粗隆处做一约 2 cm 切口，在 C 臂 X 线透视下，于大粗隆顶点下 2 cm 选用一较粗斯氏针向股骨头颈中心钻入，使之位于股骨头中心。当钻到反应性新生骨区时，可感到骨质坚硬，不易钻透，通过该层后较省力，但应密切监视钻头的位置，切莫钻破股骨头软骨面，其尖端达股骨头下软骨下 3～4 mm。然后分别于前后、内外侧同样方法钻孔，用肝素生理盐水冲洗骨孔，缝合切口。

口服中药：自术后第 3 日起服用当归补血汤（黄芪 30 g，当归 15 g）300 ml，分 2 次服用；3 个月为 1 个疗程，Ⅱ期患者服用 2 个疗程，Ⅲ期患者服 3 个疗程。

邵东晖
综合治疗与康复

邵东晖,供职于山东省济南医院(邮政编码 250013)。

邵东晖采用脉冲-整体中频电治疗股骨头无菌性坏死,根据经络循行部位,取与股骨相关之肝经、胆经、肾经、膀胱经,其处方揉合中医补泻手法,起到疏通经络、调和气血的作用,中频电亦具有改善血液循环、消炎、止痛的作用。邵东晖认为,因股骨头坏死为局部缺血、缺氧性坏死,高压氧可迅速增加血氧含量,提高血氧分压,扩大氧弥散半径,可使坏死股骨头区缺氧状态解除。

邵东晖提出,股骨头坏死属中医学"痹证"范畴,其原因不外乎风、寒、湿、虚证及瘀血。凡痹证,每遇寒加重,得热则疏,风寒不祛,痹证难除。温经散寒方剂能祛风寒湿邪,兼补肝肾,止痛效果好。股骨头在足厥阴肝经循行部位上,经络不通则痛,经络通畅,痹痛可除,疏肝理气方剂能疏通肝经,理气健脾。凡痹证,每有瘀血,瘀血不去,新骨不能复生,活血化瘀方剂可祛除瘀血,改善血循环。肾主骨,肝主筋,肝肾强健,筋骨得以荣养,应用滋补肝肾方剂有壮骨生骨作用。临床可根据病情加减,交替应用上述方剂。

邵东晖的综合康复临床治疗观察表明,应用半个月即可有效缓解病人疼痛症状,但骨的再生、重建则需较长时间,约半年到1年。

邵东晖的综合康复治疗方法,首先要求停用皮质激素,戒酒,避免长期负重,单侧股骨头坏死者建议其拄拐,双侧股骨头坏死者建议其坐轮椅,避免大量服用止痛药。

第二,进行脉冲-整体中频电治疗。采用北京金华科学研究所研制的脉冲-整体中频治疗机,循肝经、胆经、肾经、膀胱经放置电极板,每次放置8~12极,应用B1E1、A2C2、A2A2等补泻手法,每天1次,每次治疗32分钟,10天为1个疗程。间隔2~3

天,开始第 2 个疗程,短者 8 个疗程,长者 17 个疗程。

第三,高压氧治疗,每天 2 小时,10 天为 1 个疗程。短者治疗 2 个疗程,长者治疗 6～7 个疗程。

第四,中药治疗,根据患者病情,辨证应用下列方剂。

温经散寒方剂:炙麻黄、黑附片、细辛、熟地、山药、山萸肉、干姜、丁香。

活血化瘀方剂:秦艽、川芎、桃仁、红花、甘草、羌活、没药、当归、灵脂、香附、牛膝、地龙。

舒肝理气方剂:当归、白芍、柴胡、白术、茯苓、炙甘草、薄荷、生姜。

滋补肝肾方剂:熟地、山药、山萸肉、泽泻、丹皮、茯苓、牛膝、杜仲。

股骨头坏死的食疗药膳方(一)

莲子猪肚

【原料】猪肚 1 个,莲子 40 枚,食盐、葱、姜、蒜、香油各适量。

【制法】把猪肚洗净后将水发去心的莲子装在猪肚内,扎好口放沙锅内加清水适量炖熟后放凉。再把猪肚切细丝,葱、姜洗净后切丝,同猪肚丝、莲子共置盘中加香油、食盐、蒜末等调料拌匀即成。

【功效】猪肚可治虚劳羸瘦之症,莲子补中益气,两者相配有健身体强筋骨之效。

【禁忌】外感初期不宜食之。

王新华
中药配合高压氧治疗验案

王新华，供职于山东省诸城市中医院（邮政编码 262200）。

【典型病案】

管某，女，27岁。因右髋部疼痛1年余，经X线摄片及CT诊断为"右侧股骨头缺血性坏死Ⅱ期"，多方治疗未见好转。在做高压氧治疗的同时加服中药活血养骨汤：当归、延胡索、陈皮、郁金、白芷、肉桂、续断、紫河车、乳香、没药、筋骨草各10 g，独活、骨碎补各15 g。每日1剂，早、晚服。治疗3个疗程后，髋部疼痛消失，X线摄片明显好转；再继续治疗2个疗程后，一切正常。

【按语】

本患者为非创伤性股骨头缺血性坏死，而非创伤性股骨头缺血性坏死的发病机制学说众多，有学者根据超选择血管造影分析发现，起自旋股内动脉的上肢带动脉中断，因而提出骨外动脉阻塞的理论，认为本病是由于和心肌梗死一样的原因所造成，因此把本病称为"髋关节的冠心病"；有的学者认为是髓内静脉血栓、堵塞等。王新华指出，无论动脉或静脉的高压氧都能提高血氧张力，增加血氧有效弥散距离，改变病变部位的缺氧状况。

中医无股骨头缺血性坏死的病名，但古医籍中早有类似的描述，如清《医宗金鉴》有"胯骨，髋骨也，若素受风寒湿气，再遇跌打损伤，瘀血凝滞，足不能行"的记载。王新华所拟活血养骨汤以当归、延胡、乳香、没药活血祛瘀镇痛；陈皮、郁金开郁行气；骨碎补、续断、肉桂、狗脊、筋骨草温阳益肾、强筋壮骨；独活、白芷散寒湿、消肿痛。全方具有补肝肾、益气血、散寒湿、温经脉、强筋壮骨之功效，再加高压氧治疗改善了局部的缺氧状况，因此两者配合，协同作用，获得了理想的治疗效果。

杨宝兴
自拟活血壮骨汤与高压氧结合

杨宝兴，供职于上海市纺织第一医院（邮政编码 200060）。

股骨头无菌性坏死,主要临床表现为髋部疼痛、关节功能障碍、跛行等,早期X线无特殊改变,中后期股骨头坏死塌陷呈蕈状。目前在病理上比较统一的认识是股骨头骨组织血液供应发生障碍。杨宝兴认为股骨头缺血必将导致股骨头缺氧,缺氧又将导致股骨头滋养动脉发生反应性痉挛,骨内压进一步增高,继而导致进行性缺血、缺氧的恶性循环,而高压氧的治疗作用是阻断这一恶性循环,提高血液中的氧张力,增加溶解氧量,解除股骨头滋养动脉的痉挛,促进股骨头血供。

股骨头无菌性坏死早期主要症状是疼痛,由于股骨头缺血缺氧,可激活激肽原酶产生激肽,激肽除具有强大的舒血管作用外,还能增加毛细血管的通透性,同时缓激肽对痛觉神经末梢有强烈刺激作用,引起疼痛,经高压氧治疗后,能改善股骨头缺氧情况,减少缓激肽的产生,减轻患者的疼痛。

根据中医理论"肾主骨"、"骨生髓"、骨病肾治的法则,杨宝兴对股骨头无菌性坏死的患者,在高压氧治疗的同时加用行气活血、补肾健骨的中药。杨宝兴研制开发的活血壮骨汤以补肝肾为主,同时辅以养血活血,既能改善股骨头的血液循环,又能促进新骨形成,与高压氧一起应用于股骨头无菌性坏死的治疗,起到相辅相成的作用,提高了疗效。

治疗方法:采用宁波产NG-220/700中型医用高压氧舱集体治疗,舱内采用净化压缩空气加压至0.25 MPa,患者带隔离式吸排氧式面罩,呼吸99.98%医用纯氧80分钟,每次吸氧20分钟,中间吸空气5分钟,共4次后减压出舱。每日1次,一般30～60次,最多达90次。患者在用高压氧治疗的同时,辅以自拟中药活血壮骨汤,药用杜仲、鹿角霜、川牛膝、当归、五加皮、生熟地等。每天 1 剂,早晚 2 次内服,30 天为 1 个疗程,一般治疗 3 个疗程。

股骨头坏死的食疗药膳方(二)

五加皮酒

【原料】五加皮、米酒各适量。

【制法与服法】把五加皮用双层纱布包裹严,放入广口瓶内,注入米酒刚好浸泡过药面为止,加盖密封。1 个月后开封,沥去渣子饮用,每日饮 1~2 次,每次 15~30 ml。

【功效】五加皮辛甘温,祛风湿,强筋骨,与酒泡服,常饮用有健骨强身之效。

黑芝麻小窝头

【原料】栗子面 100 g,白薯面 100 g,小麦面 50 g,何首乌粉、山药粉、莲子粉、榛子仁粉、黑芝麻各 30 g,白糖适量。

【制法】把栗子面、白薯面等上述各种面粉,混合在一起加适量的清水和白糖和成水粉面团,再团成小酒盅大的小窝头上蒸锅蒸 40 分钟即可。

【功效】栗子甘温,补脾健胃,补肾强筋;白薯甘平,补脾胃、益气力;小麦补心气,养肝血,补气力;山药甘平,补中益气力,强筋骨;莲子甘平涩,健脾益气,养心益肾;榛子甘平,补脾益胃;黑芝麻甘平,补肝肾,上品共同食用,具有强壮筋骨的妙效。

蔡振基

髋外展支架合生脉成骨片

蔡振基，广州中医药大学第一附属医院主任医师（邮政编码 510405）。

蔡主任自20世纪80年代开展小儿股骨头坏死的治疗以来，经历了手术、药物与手术结合、药物加外展支架为主和选择性手术3个阶段。认为Ⅰ、Ⅱ、Ⅲ、Ⅳ期股骨头坏死均可用保守疗法获得较好的效果，只有对超过12岁的所谓高龄Ⅳ期患儿才采取手术疗法。

目前，国内外专家认为小儿股骨头坏死的治疗关键在于股骨头与髋臼的"包容"，即股骨头深置于髋臼内，使股骨头在一同心圆的状态内重新修复成形。

蔡主任用髋外展支架将双下肢固定于外展90°、内旋10°位，使股骨头深置于髋臼内，达到股骨头生物性塑形的作用；小儿股骨头坏死骨内压增高，关节内压力较高，造成静脉回流障碍、动脉供血不足等气滞血瘀的病理改变。使用髋外展支架的同时，鼓励患儿多采用半坐卧位，使患髋处于低压状态，有利于气血畅通；此外，患儿带架行走，可促进下肢的血液循环，避免肌肉的废用性萎缩，加快患肢恢复正常行走的速度。

袁主任生脉成骨片是广州中医药大学袁浩教授发掘民间三代祖传验方，经30余年临床与实践总结出的方药，经国家卫生部鉴定为"对股骨头坏死具有特殊疗效的药物"，具有促进血管生长、保护微循环、促进成骨活动、增强巨噬细胞吞噬功能等功效，从而起到生脉成骨的作用。

蔡主任治疗小儿股骨头坏死的综合保守疗法如下。

(1)采用髋关节外展支架将双下肢固定于外展轻度屈髋位，双下肢夹角90°，可带架行走，鼓励患儿多做半卧位休息位。

(2)服用袁氏生脉成骨片，每次4片，每日3次。疼痛较重者，可行股骨头髓芯减压术。

（3）根据辨证,予以行气活血、祛瘀止痛中药内服,同时结合患髋中药外敷、药熏、药浴、理疗、按摩。

蔡主任的临床治疗结果表明,应用袁氏生脉成骨片加髋外展支架固定这一非手术疗法,简便安全,疗效满意。

股骨头坏死的食疗药膳方（三）

杜仲煲猪肚

【原料】杜仲 40 g,猪肚 200 g,食盐、葱、姜、花椒、大料、味精各少许。

【制法】猪肚翻开洗净去味后,切成 1cm 见方的小块,杜仲亦洗净切碎,二者同放入沙锅中加适量的清水及食盐、葱姜片、花椒大料等调料,然后用文火煮汤,熟后还可调入味精服食。

【功效】猪肚甘温,可治虚劳羸瘦;与杜仲同用具有补虚损、强筋骨,益精血的效果。

胡萝卜炒鹌鹑

【原料】鹌鹑 2 只,胡萝卜 200 g,素油、葱、姜、食盐、料酒、醋、味精各少许。

【制法】先把鹌鹑放入水中淹死,去羽毛及内脏,洗净血水,切成长 1.5 cm、宽 1.5 cm 的方块,萝卜洗净后切成长 3 cm、宽 1.5 cm 的块待用。将炒勺置武火上,倒入素油烧至八九成熟,把鹌鹑先放勺内,反复翻炒,变色后再把萝卜加入翻炒,然后放入葱姜末、料酒、醋、食盐各少许,加清水煮煨数分钟,待鹌鹑肉熟后调入味精即成,可佐膳。

【功效】鹌鹑甘平,补中益气,可增气力,壮筋骨;胡萝卜甘平,健脾补虚,行气消食。此方可补肾气、壮腰膝,强身体。

王西迅

儿童股骨头坏死三步疗法

王西迅，供职于浙江省台州市路桥博爱医院（邮政编码 318050）。

儿童股骨头缺血性坏死的治疗方法很多，但治疗后容易出现股骨头畸形、包容不好、患肢短缩等后遗症，致残率较高。王西迅运用旋转推压模塑手法配合不负重双下肢外展支架固定、袁西迅活骨胶囊内服（合称三步法）及股骨头经皮钻孔减压、改良 Chiari 骨盆截骨延长术综合治疗儿童股骨头缺血性坏死，疗效满意。

经过临床治疗观察，王西迅发现，应用三步法综合治疗儿童股骨头缺血性坏死，Catterall 分期 I、II 期的儿童股骨头缺血性坏死患者均在半年内完全治愈。

本病为一种自限性疾病，Catterall 认为 I 期、II 期患者预后良好，不需治疗。国内有的学者认为发病年龄小于 6 岁的患者预后良好，无 X 线危象，股骨头受累程度轻，不需治疗。王西迅认为对儿童股骨头缺血性坏死应早期诊断、早期治疗；否则，患髋继续负重活动，可使病情发展，加重股骨头的坏死。由于本病早期症状轻微、隐匿，临床上常被忽视或误诊。因此，患儿不明原因的跛行或髋部或膝部疼痛，夜间为甚，症状呈一过性，必须高度怀疑本病的可能。确诊除摄高质量的双髋正蛙位 X 线片外，可行 MRI 或 ECT 扫描，一旦确诊，要及时正确地治疗。

王西迅认为不负重双下肢外展支架固定能增加股骨头在髋臼内的包容，有利于股骨头"生物性塑形"。双下肢外展 40°～45°、内旋 10°～15°位时股骨头得到最佳覆盖，并且此时外展肌肌力基本消失，减少了对关节产生不利应力，股骨头在良好的包容状态下生长修复，关节面接触均匀，应力平衡，避免应力集中，有利于股骨头生物性塑形，防止股骨头塌陷和变形。在儿童股骨头缺血性坏死的整个病理修复过程中，因死骨吸收，股骨头的机械强度降低，应避免过度负重，防止股骨头塌陷变扁及股骨头过度增大,尤其在血液供应重建修复期,坏死区周围所生血管呈舌状长入,将坏死骨组织清除,并形成软骨成骨,类骨质分层沉积于坏死骨小梁周围,最初形成的新骨是交织骨,具有可塑性,受压后易变形而畸形,因此王西迅指出避免负重是避免股骨头发生畸形的关键。现在诸多学者多采用负重双下肢长腿石膏固定或负重双下肢外展支架固定治疗儿童股骨头缺血性坏死,易出现不可抑制的股骨头过度增大及畸形。Meehan 和 Martinez 等认为用外展支具治疗儿童股骨头缺血性坏死,单纯外展而无内旋,负重行走时并不能减轻股骨头前外侧所承受的压力。王西迅发现,临床对于一些不配合治疗而负重者,很快出现股骨头骨骺及干骺端增大,并出现前侧或前外侧扁平畸形,其中前侧扁平更多见。而对于配合治疗者,经治疗后,股骨头较正常均稍有一定程度的增大(可能与股骨头缺血缺氧有关),但治疗后包容良好(包容大于 80%),且股骨头圆,无畸形,无短缩,成年后出现髋关节骨性关节炎的机会很小。临床上一般 3 个月摄 X 线片复查一次,密切观察患者股骨头形状、大小、死骨吸收、新骨修复情况,若发现股骨头迅速增大或扁平,一般与负重有关,应及时嘱其家属严加看护。

儿童股骨头缺血性坏死的病理过程主要是由于股骨头缺血导致骨细胞死亡开始,骨坏死—血管再生—成骨机制激活—股骨头修复,通过这一过程,股骨头进行生物性塑形。在骨修复期,新骨软而可塑,王西迅认为通过旋转推压,使股骨头得到适当的生理应力刺激,可促进新骨的形成及股骨头在髋臼内的模造与塑形,使股骨头与髋臼相和谐生长。同时通过适当的生理应力刺激,有利于死骨的吸收,防止因避免负重而引起的骨质疏松,还能最大限度地恢复患髋的活动范围,并能使轻度扁平的股骨头恢复圆球形。

袁氏活骨胶囊是在生脉成骨胶囊基础上加味而成,具有活血化瘀、健脾益血、补肾壮骨之作用,它可以保护和改善微循环,促进血管生长及成骨,增强机体免疫能力,有较强的促进死骨吸收和新骨形成的作用。一般认为儿童股骨头缺血性坏死需要 3~4 年才能治愈,王西迅经治患者均在 2 年内完全治愈。临床观察结果显示,袁氏活骨胶囊可明显促进儿童股骨头缺血性坏死的恢复。

多数学者认为,股骨头骨骺缺血的主要原因是骨内压增高,骨内静脉瘀滞是引起骨内高压的主要因素。Wang 等证明在骨内高压下,股骨头内血流量减少,钻孔减压后血流量恢复。目前已知骨内压增高是引起静息痛的直接原因,钻孔减压可以缓解骨关节静息痛。但钻孔时应选用光滑的细克氏针,其穿过中央骺板时,因钢针体积小,损伤轻,对骺板生长的影响也小,而不能用带螺纹的钢针或钻头,因其可影响骺板的生发层细胞,导致骨桥形成,产生骨骺早闭。王西迅指出,本手法的关键是在股骨头的死骨中心钻入数孔。临床治疗结果表明,钻孔减压可以降低坏死股骨头内的骨内压,减轻疼痛,改善血液循环。

王西迅提出,对于股骨头缺血性坏死股骨头已经增大、包容度小于70%的患者,要及时给予手术包容治疗,避免股骨头半脱位加重,成年后形成髋关节骨性关节炎。现在较多的学者采用Chiari骨盆内移截骨术,但其术后所形成的新的髋臼不光整,髋臼弧度不理想,并且有的患者伴有短缩,因此王西迅设计了改良Chiari骨盆截骨延长术,不但可以解决股骨头的包容问题,而且可以解决短缩问题,可治疗和预防患肢缩短。

王西迅认为,三步法治疗的适应证为:Catterall Ⅰ 期、Ⅱ 期的患者,宜单用三步法治疗;Catterall Ⅲ 期、Ⅳ 期的患者,如果股骨头包容良好,行三步法合股骨头钻孔减术;Catterall Ⅲ 期、Ⅳ 期的患者,如果股骨头包容度小于70%,或伴有股骨头、颈短缩者,宜行改良Chiari骨盆截骨延长术,对于股骨头严重畸形,颈干角和前倾角改变明显者,可同时行转子下截骨矫形术。

关于本病的预后,王西迅认为,Catterall分期越早,股骨头坏死范围越小,预后越好。适应证的选择及患者配合的情况亦与预后有关。股骨头畸形越严重,预后越差。

王西迅提出的三步法,具体治疗方法如下:

(1)不负重双下肢外展支架固定:一般保持双下肢外展40°～45°,内旋10°～15°位置(内旋位不易保持),在床上行髋关节前屈主动功能活动及股四头肌舒缩锻炼。避免负重,待拍片显示股骨头内死骨完全吸收再骨化后,方能去除外展支架固定,下床负重行走,一般需要治疗6个月至2年。如患儿不配合治疗,行双下肢外展内旋石膏固定,以制止其负重,固定位置同前。每3个月更换一次石膏,每次更换石膏期间行双膝关节活动5～7天。

(2)旋转推压手法被动活动模塑股骨头:去除外展支架,术者右手握持患儿小腿,屈膝90°,左手掌握膝部,在患髋外展30°位,向髋部施以适度的推压力,旋转患髋,顺、逆时针各100次,每日4次。最好有助手固定骨盆。活动后重新外展支架固定。教会患儿家属,每日活动,直至痊愈。如为石膏固定,双手托石膏双髋顺、逆时针活动。

(3)袁氏活骨胶囊内服:袁氏活骨胶囊(由著名骨科专家袁浩教授研制开发的中药制剂)主要由北芪、丹参、海马、阿胶、川芎等组成,经干燥、粉碎、浓缩等工艺加工后装胶囊而成,每粒 0.3 g。服用方法:2~8 岁者,每次 2 粒,每日 3 次;8 岁以上者,每次 3 粒,每日 3 次,饭后温开水送服。

(4)股骨头经皮钻孔减压术:采用氯胺酮麻醉,病人仰卧,取患侧大转子下 1~2 cm 为穿刺点,以直径 2 mm 的克氏针向股骨头内钻孔至关节面下,沿不同方向重复操作 6~8 次,术后缝合针孔,无菌包扎。术后抗炎治疗,1 周后行三步法治疗。对于股骨头包容度良好者,采用股骨头经皮钻孔减压术治疗。

(5)改良 Chiari 骨盆截骨延长术:硬膜外麻醉或全身麻醉,患者仰卧位,取 Smith-Pertersen 切口,剥离髂骨内外板,从髂前上棘与髂前下棘之间至坐骨大切迹,沿髋臼上缘截断骨盆,取 2 块 1.5 cm×1.5 cm 大小和 1 块 2 cm×3.5 cm 大小髂骨块,将骨盆远端内移,并将 3 个髂骨块重叠放置于断端,大髂骨块放于近髋臼端,髂骨的弧度同髋臼的弧度一致,并使其外端突出髋臼 1.5~2 cm,见股骨头包容良好,且断端延长 1.5~2 cm,用 2 枚直径为 2.5 mm 的克氏针固定断端。若患者股骨头、颈不短缩,仅取 1 块 2 cm×3.5 cm 大小的髂骨块放置于断端。若股骨头畸形明显,颈干角和前倾角改变严重者,可同时行转子下截骨矫形术。冲洗切口,放置引流管,逐层缝合,无菌包扎。术后行胫骨结节牵引 2 个月,改行三步法治疗。对于股骨头包容度小于 70% 的患儿,采用改良 Chiari 骨盆截骨延长术治疗。

股骨头坏死的食疗药膳方(四)

清蒸白鸽

【原料】白鸽子 1 只,枸杞子 20 g,黄精 30 g,生姜 2 斤,葱姜、盐、花椒、大料各少许。

【制法】白鸽子摔死去羽毛及内脏,洗净后,把枸杞子、黄精放入鸽子体内,补放生姜 2 斤,葱段 3 块,食盐、花椒、大料各少许。同置于碗中上蒸锅清蒸,蒸熟后即可食用。

【功效】鸽肉甘咸平,熟食有滋阴补肾、益气健中的作用。可补肝肾,强筋壮骨。

【禁忌】孕妇忌食。

赵德春
少年股骨头坏死中西医综合疗法

赵德春，供职于河北省沧州市中西医结合医院（邮政编码 061001）。

赵德春认为，少年股骨头缺血坏死属于中医"瘀血"、"骨蚀"、"骨痿"的范畴。指出缺血是本病发生的基本原理，提出手术、中药等中西医结合的治疗方法。

赵德春指出，手术治疗，通过滑膜切除、股骨头颈钻孔，降低了关节内及骨内的压力，改善了局部微循环，有利于股骨头的重建；带血管蒂髂骨块直接植入头内，使头即刻获得一个完整的动静脉供血系统，为股骨头血运的重建、坏死的再生和修复提供了充分的物质来源；带血管的活骨直接取代死骨，缩短了股骨头的重建过程。临床治疗结果显示，对Ⅱ、Ⅲ、Ⅳ期的缺血坏死的股骨头易于得到复活。对早期患者，配以新的中药制剂、制动、牵引，内外兼治，可获得明显疗效。

赵德春通过临床治疗观察发现，使用的中药具有抗菌消炎、促进血管再生、促进成骨、加速创口愈合作用。内服中药重在补肝肾、健脾胃、益气血、通脉络，以助生化之源，濡养筋骨；外加中药离子透入，通过电力振动、温热刺激，使药物的有效成分形成较高的浓度，经皮肤直接吸收，促使移植骨生长和股骨头包容，同时，局部血管扩张，抗痉挛，抗血栓，调节血流，改变瘀血状态。肌肉恢复正常的舒展和收缩，充分发挥肌肉对血液循环的水泵作用，使充血水肿加快吸收，无菌炎症消退，加速晚期臼头包容及软组织的修复，使病程缩短，恢复加快。

赵德春强调，术后皮牵引、避免负重和进行股四头肌大舒展收缩锻炼，贯彻了"动静结合"的原则，有利于预防股骨头塌陷，保持和恢复髋关节的全部活动，为早期恢复功能创造了有利的条件。

赵德春采用滑膜切除、钻孔减压、带旋髂深血管髂骨植骨配合中药内服、局部中药离子透入等中西医结合的方法治疗少年股骨头坏死,获得了较好的效果。

一、手术治疗

手术取改良 Smith-Perterson 切口显露髂骨翼时,仅推开外板的肌肉至关节。解剖旋髂深血管,有顺行和逆行两种方法:顺行法一般在腹股沟韧带上 1 cm 处即可发现起于髂外动脉外侧的旋髂深动脉和起于髂外静脉前壁的同名静脉,越过髂外动脉前壁与其动脉伴行成束,沿此向外至髂骨;逆行法于髂骨嵴内侧切断腹外斜肌腱膜,向内侧牵开,在巨髂肌内唇 2 cm 处分离切断腹内斜肌和腹横肌,即可发现旋髂深血管束,沿此逆行解剖至髂外血管,然后游离髂骨块,向后切断腹肌,切断结扎走向腹肌的血管支,直至所需髂骨的后缘。髂肌内纯保留 2 cm 宽肌肉,以保护血管蒂在髂骨块的附着,于髂前上棘后 2 cm 处标记 6 cm×2 cm 髂骨,切除外板皮质骨,凿下髂骨块,注意不要损伤血管蒂的附着。之后显露髋关节,切开关节囊,切开滑膜,沿股骨颈纵轴方向凿开 4 cm×2 cm×2 cm 的骨槽,沿槽在头软骨下潜行开窗,广泛刮除坏死骨和硬化骨,使头成为一空壳。冲洗伤口后,先植入细小的髂骨块,然后将带血管蒂髂骨块穿过髂腰肌深面,置于骨槽内,注意不能损伤神经,使髂骨块内板面向前方,以免血管蒂受压。髂骨块前端伸入头内 1.5 cm 左右,紧密嵌入槽内。关闭切口时,腹内斜肌和腹横肌与髂肌严密缝合。在缝合股直肌起点时,注意不要损伤旋髂深血管蒂。

术后行患肢皮牵引,6 周后离床,4~6 个月不负重活动,术后 1 年去拐。

二、中药内服

早期:治以益气养血,祛瘀行滞,药用当归 6 g,黄芪 15 g,赤白芍各 10 g,水蛭 10 g,川芎 10 g,地龙 10 g,丹参 15 g,鸡血藤 15 g,柴胡 10 g,枳壳 6 g,三七粉 1 g,白术 10 g,茯苓 10 g。每日 1 剂,水煎分 2 次服下。有瘀热者加双花 15 g,公英 15 g,黄芩 10 g,土茯苓 15 g。

中期:治以和营生新,续损接骨,药用虎骨 10 g,鹿茸 10 g,血竭 10 g,降香 60 g,乳香 10 g,没药 10 g,鹿角霜 3 g,山甲 12 g,丹参 30 g,白芍 30 g,毛姜 15 g,自然铜 15 g,当归 30 g,土元 10 g,鸡血藤 30 g。加蜂蜜适量研制成药片,每次 3~5 g,每日 3 次口服。

晚期:治以补益肝肾,强壮筋骨,药用黄芪 15 g,当归 60 g,续断 15 g,骨碎补 15 g,全虫 10 g,土元 10 g,熟地 45 g,杞果 45 g,山萸肉 10 g,山药 30 g,薏苡仁 15 g,红参

15 g,三七粉 30 g,川芎 10 g,怀牛膝 10 g,肉桂 10 g。共研细末,装入胶囊,每次 2~3 粒,每日 3 次口服。康复期用药除上述辨证运用外,可服用六味地黄丸(熟地黄 24 g,山药 12 g,山茱萸 12 g,泽泻 9 g,茯苓 9 g,丹皮 9 g。炼蜜为丸,每丸约重 15 g,每服 1 丸,每日 3 次。开水送下)以善后。

三、中药离子透入

在髋关节部位取穴,辨证组方,药用骨碎补 30 g,川断 30 g,乳香 30 g,没药 30 g,自然铜 30 g,地鳖虫 30 g,当归 30 g,丹参 30 g,苏木 30 g,血竭 15 g,大黄 30 g,冰片 6 g。用时将厚 8 层、长 10 cm、宽 7 cm 的垫布用温水浸透,轻挤出多余水分,然后将中药散均匀涂于垫布上,分别将正负极 6 cm×8 cm 铝板各一块插入垫布中,置于髋关节部位及邻近取穴,再盖沙袋后压实或固定带固定。然后插入正负极,打开电源,根据患者的感觉情况,调节电流强度,以最大耐受量为好。治疗时间每次为 20~30 分钟,每天 1 次,10 天为 1 个疗程,共治疗 3~5 个疗程。

股骨头坏死的食疗药膳方(五)

黄豆猪骨汤

【原料】鲜猪骨 250 g,黄豆 100 g。

【制法】黄豆提前用水泡 6~8 小时。将鲜猪骨洗净,切断,置水中烧开,去除血污。然后将猪骨放入沙锅内,加生姜 20 g、黄酒 200 g、食盐适量,加水 1 000 ml。经煮沸后,用文火煮至骨烂,放入黄豆继续煮至豆烂,即可食用。每日 1 次,每次 200 ml,每周 1 剂。

【功效】鲜猪骨含天然钙质、骨胶原等,对骨骼生长有补充作用。黄豆含黄酮苷、钙、铁、磷等,能促进骨骼生长和补充骨中所需的营养。此汤有较好的预防骨骼老化、骨质疏松作用。

潘子毅
小儿股骨头坏死中西医治疗

潘子毅,供职于浙江中医学院附属医院骨伤科(邮政编码 310006)。

小儿股骨头缺血性坏死是影响儿童健康成长,造成永久性伤残的一种常见病。其病因一直是众说纷云、意见不一。潘子毅临床治疗观察表明,男孩生性好动,过度跳跃、跌仆,较女孩易于造成髋关节损伤。

潘子毅认为,多次反复损伤致气血不能贯通,经脉失去周流,使骨内滋养动脉、旋股内外动脉血运障碍,股骨头骨骺缺乏血供,其修复和再生能力减退而发生骨痿。《正体类要》"肢体损于外,则气血伤于内,营卫有所不贯,脏腑由之不和"的论述阐明了损伤对机体的重要影响,早期病机多为血瘀气滞,中期为气虚血凝,晚期波及肝肾。

潘子毅采用中西医结合的治疗措施,使骨内滋养动脉再生,重建髋关节的侧支循环,气血通畅,营养充足,使损伤的骨组织得以修复,获得满意疗效。

一、中药内治

1. 早期

损伤后血瘀气滞,壅阻络脉,气机失宣,气血不得畅流。舌淡苔薄脉弦数。治拟活血化瘀、行气通络,药用桃仁 9 g,归尾 12 g,川芎 6 g,红花 6 g,生地 15 g,三七粉 3 g(分吞),丹参 9 g,川牛膝 12 g,茯苓 12 g,白术 12 g,生草 3 g。

2. 中期

气虚血凝。面色㿠白,神倦乏力,头晕目弦,少气自汗,饮食不消,畏寒肢冷,舌淡薄白,脉细涩。治拟益气健脾、养血和营,药用黄芪 30 g,党参 12 g,白芍 12 g,当归 15 g,茯苓 12 g,熟地 13 g,白术 12 g,地龙 9 g,鹿角霜 6 g,怀牛膝 15 g,丹参 15 g,炙甘草 6 g。

3. 晚期

肝肾亏损,寒邪凝滞。形体消瘦,面色萎黄,纳呆便溏,盗汗虚热,肌肉萎弱,患髋酸痛较剧,遇风寒及劳累行走困难,腰膝酸软,四肢无力,舌质淡红或紫黯,苔薄白,脉沉细无力或弦细。治拟补益肝肾、散寒祛风,药用熟地 20 g,枸杞子 12 g,山萸肉 12 g,当归 12 g,川断 12 g,炒白芍 12 g,怀牛膝 15 g,黄芪 30 g,茯苓 15 g,防风 6 g,独活 12 g,秦艽 9 g,汉防己 9 g。

二、手术治疗

早期:予下肢局部制动,中药内服,一般 3 个月左右均能控制病情,半年左右始愈。

中晚期:一般采用手术加中药内服。手术方法可根据骺部及髋臼对股骨头包容情况采用股内收肌松解、滑膜大部分切除、血管束植入、骨盆旋转截骨或内移截骨、粗隆下截骨等,术后单腿石膏裤或外展支架固定 3 个月左右,外固定拆除后先在床上锻炼关节功能,然后再下地负重活动。

治疗小儿股骨头缺血性坏死,潘子毅提出以下注意事项:

(1)本病的关键是早期诊断,延误诊断是影响本病疗效的根本原因。由于对本病的认识不足,且早期症状、体征不明显,容易被忽略或误诊,使患儿承受不必要的病痛,也使病情继续发展。

(2)对早期患儿,采用中药内服、肢体制动,效果比较理想。临床治疗结果表明,活血化瘀中药能够改善早期损伤引起的股骨头血供障碍,降低骨内压。

(3)中晚期的患儿,除内服中药外,采取积极的手术治疗,是提高小儿股骨头坏死疗效的重要手段。

(4)对于高龄儿童,已为晚期的,即便施行手术,效果也不会很满意。

股骨头坏死的食疗药膳方(六)

【原料】巴戟天若干,羊后腿肉 200 g,白菜 500 g,鸡蛋 1 个,淀粉、蒜、葱、姜、精盐、醋、白糖、泡辣椒、胡椒面、花生油各适量。

【制法】巴戟天煎水待用。羊肉去杂洗净切小块,白菜切大块,蒜、葱、姜、泡辣椒(去籽)均切成黄豆大小,鸡蛋兑干淀粉,羊肉用盐、料酒等调味料拌匀,浆上蛋糊腌渍,稍许后同入锅,用巴戟天水炖煮。

【功效】本方补肝肾,强筋骨。

谭志宏

儿童早期股骨头坏死的中西医结合治疗

谭志宏,供职于广东省顺德市中西医结合医院(邮政编码 528333)。

谭志宏在多年的临床实践中体会到,儿童早期股骨头缺血性坏死往往表现为"髋关节滑膜炎"症状,容易漏诊。因此,提出对此类患儿应长期追踪,定期做X线检查。X线摄片早期未能确诊者,可借助MRI等检查手段早期明确诊断。

儿童早期股骨头缺血性坏死的患者按现代医学非手术治疗,只有限制负重、皮牵引、停用激素等措施,积极的治疗手段则是早期诊断、早期手术。

谭志宏认为,本病存在动脉栓塞或静脉瘀阻、骨盆腔内压力升高、骨络瘀阻、进行性缺血的恶性循环,使股骨头坏死向着不可逆的方向发展。针对这一病机,提出在西医治疗的基础上结合中医辨证论治的活血化瘀、疏通骨络法,使儿童早期股骨头缺血性坏死保守治疗的优良率明显提高。

治疗方法:作患肢外展、内旋牵引4周后,带外展内旋支架行走,同时配合双下肢外展内旋手法治疗持续1年半;同时按中医辨证分型进行中药治疗。

(1)湿痹型:患髋局部轻度肿胀、疼痛,关节活动受限,肌肉轻度萎缩,舌淡,苔白,脉弦滑。治以化湿健脾为主,方用桂枝芍药知母汤加减,药用桂枝、萆薢、知母、白芍、桑寄生、丹参各6 g,白术8 g,炙甘草、麻黄、全蝎、炮附子各3 g,生姜1片。症状改善后去附子、知母、麻黄,合四君子汤(党参10 g,炙甘草6 g,茯苓12 g,白术12 g)煎服。中成药予疏风定痛丸,每天2次,每次半丸。

(2)血瘀型:患髋僵硬疼痛,压痛拒按,痛有定处,跛行,舌紫黯或有瘀斑,脉弦涩。

治以活血化瘀、强筋壮骨为主,方用身痛逐瘀汤加减,药用秦艽、川芎、羌活、没药、当归、五灵脂、香附、牛膝、地龙各 5 g,桃仁、红花、甘草各 3 g。症状缓解,舌转红润,瘀斑减少或消失后,去桃仁、红花、没药、五灵脂,加威灵仙、宽筋藤、丹参各 6 g。中成药予跌打丸(当归 1 份、土鳖虫 1 份、川芎 1 份、血竭 1 份、没药 1 份、麻黄 2 份、自然铜 2 份、乳香 2 份),每天 2 次,每次半丸。

(3) 肾虚型:发病隐袭,四肢酸软,患髋疼痛绵绵,神疲乏力,舌淡,苔白,脉沉细无力。治以补肾壮骨为主,辅以益气活血,药用骨碎补、杜仲、淫羊藿、党参、白术、牛膝、丹参各 6 g,土鳖虫、当归、鹿茸、炙甘草、血竭各 3 g,炮姜 5 g。中成药予健步虎潜丸,每天 2 次,每次 5 g。

同时配合中药外洗浸泡,药用生草乌、桂枝、荜茇、乳香、没药、独活、苏木、骨碎补、莪术、川牛膝各 20 g,伸筋草、透骨草各 30 g。药物浸透后煮 1 小时,倒入浴盆中,浸泡温度控制在 40 ℃左右,每次浸泡 30~40 分钟。

谭志宏的临床治疗结果显示,中药内外兼治,可明显改善骨髓血运、降低骨髓内压、阻断进行性缺血的恶性循环,使骨坏死的病理机制逆转而得以治愈或减慢病程发展。

股骨头坏死的食疗药膳方(七)

补肾壮骨汤

【材料】冬虫夏草、熟地、山萸肉、三七、丹参、赤小豆各适量。

【作法】清水三碗煎至一碗。

【功效】滋补肝肾,平衡荷尔蒙,从而预防骨质疏松。

【禁忌】大便稀烂及容易腹泻者忌服。

木瓜汤

【材料】木瓜 4 个,白蜜 1 kg。

【作法】将木瓜蒸熟去皮,研烂如泥。白蜜炼净。将两物调匀,放入净瓷器内盛之。每日晨起用开水冲调 1~2 匙饮用。

【功效】通痹止痛,用于股性关节炎。

王肇祥
复方丹参注射液与血管束植入治疗小儿股骨头坏死

王肇祥,供职于安徽省蚌埠市第二医院(邮政编码 233000)。

小儿股骨头无菌性坏死手术方法众多,疗效不一,尚在探索阶段。王肇祥认为,彻底切除病变的滑膜,造成一个新鲜创面,有利于健康组织的再生,形成一个正常的关节囊,促使侧支循环增多,减轻对股骨头、股骨颈的压迫。

利用血管束植入来改善骨的血液循环、促进新骨生成的实验研究和临床应用报道已很多。王肇祥指出,患儿处于生长发育旺盛期,一旦循环改善,生长速度亦相应增加,股骨头畸形得到恢复。

因此,王肇祥采用血管束植入为主治疗小儿股骨头缺血性坏死,效果满意。

1. 手术方法

采用硬膜外麻醉,做 Peterson's 切口,"十"字切开髋关节囊,不脱出股骨头。对异常的滑膜,可利用转动患肢体位,彻底切除,尽量不损伤股骨颈基底部软组织。在股骨颈的前上方和前下方分别用 2.5 mm 克氏针斜向股骨头钻孔 2 个,深约 3～4 cm,不穿出关节面。王肇祥选用管径较大、走行较长、游离方便的旋股外动、静脉的升支和降支,分别游离 3.5～5 cm,将升支血管束植入颈的前上方钻孔,降支血管束植入颈下方钻孔。血管束和股骨颈的软组织结合固定,以防植入的血管束脱出。

2. 静脉点滴

术后常规给予复方丹参注射液每千克体重 0.5 ml 静脉滴注,连续 1 周。

3. 牵引

术后患肢皮牵引 4～6 周。

王肇祥指出手术注意点：植入之血管束应无张力；不要扭转；不要用骨片填塞，避免挤压损伤植入的血管束。并提出，旋股外动、静脉的升、降支，靠近股骨颈，管径较粗，走行较长，游离方便，植入理想。血管束植入的部位，以股骨颈的前部上、下方为宜。股骨干、粗隆间皆因要游离股骨颈基底部软组织，而使股骨头的血供受到破坏，同时植入血管与股骨头距离拉长，效果不好。

王肇祥认为，复方丹参注射液有扩张血管、祛瘀活血作用，对于防止植入血管束痉挛、栓塞和促进毛细血管网的再生、促进骨的修复有益。

股骨头坏死的食疗药膳方(八)

【原料】马鹿骨 150 g，地黄 120 g。

【制法】将马鹿骨和地黄先以适量水浸泡后，加热煎煮，每 20 分钟取煎液一次，加水再煎，共取煎液 3 次，合并煎液，以小火煎熬浓缩，至黏稠如膏时，离火，待冷装瓶备用。每次 1 汤匙，以沸水冲化，顿饮，每日 3 次。

【功效】填骨髓，壮筋骨。

【原料】熟地黄、生地黄各 9 g，瘦肉 100 g。

【制法】瘦肉洗净切块，生熟地黄一齐放入纱布袋内，和瘦肉一起放入沙锅，加水，文火炖煮，至肉烂熟，去药袋，加调料即成，喝汤吃肉。

【功效】滋阴补血，益精填髓。

李忠民
早期防治股骨颈骨折后股骨头坏死

李忠民,辽宁省阜新市中医医院主任医师(邮政编码 123000)。

李忠民对股骨颈骨折后股骨头缺血性坏死的早期诊断和防治作了深入的研究,认为股骨颈骨折后股骨头缺血性坏死的发生,与患者年龄、外伤暴力大小、骨折类型、移位程度、治疗时间、复位质量、治疗方法、内固定的选择以及术后开始负重时间等因素有关。为此,李忠民提出,为了预防股骨头缺血性坏死,在股骨颈骨折的治疗中,应注意以下几个问题:

(1)早期无创复位:准确(精确)的复位在股骨颈骨折的治疗以及股骨头缺血性坏死的预防中占有十分重要的位置。

早期无创解剖复位,要求选择合理有效的内固定器材及方法,减少局部血供破坏,改善血流灌注,促使骨折早期愈合,恢复和建立跨越骨折线的血管迅速参与坏死骨的修复,避免股骨头坏死的发生。

遵循以上治疗原则,李忠民认为:对骨折移位不大,股骨头尚有部分支持带相连者,应及早复位,保护残存的股骨头血供,避免骨折继续移位,加重血供的破坏。在临床上,接受股骨颈骨折患者后,应马上做患侧胫骨结节或跟骨骨牵引,根据患者的年龄、体质、骨折类型、移位程度,行足量牵引,争取在牵引1周内达到自然复位。牵引后,行常规髋关节穿刺抽出关节内积血,防止关节内高压。定期拍床头正侧位X线片,防止过牵引,严格要求解剖复位,必须使Garden"对线指数"达到$160°/180°$。如对位不理想,则采用轻柔手法配合应用股骨颈骨折复位固定器手法复位。复位仍然不理想时,则取髋关节前方入路切开复位内固定。

(2)合理有效的内固定:在达到精确复位后,选择损伤少、内固定器材小、固定可靠、无需锤击旋转钻入的经皮穿针螺纹针骨内固定术或空心加压螺纹钉内固定术，内固定螺纹针的钻入，既有效稳妥地固定了骨折端，促进骨折愈合，同时也起到了降低髓内压的作用，有利于改善局部血供。

(3) 配合中药内服：根据中医三期辨证施治骨折的原则，分别服用活血化瘀的三七片、接骨续断的接骨丹、补肾壮骨的补肾壮骨丸。

(4) 关于早期诊断和治疗：在股骨颈骨折的治疗中，应密切注意观察患者的症状、体征及 X 线片的前后对照。凡有股骨颈骨折病史，突发髋关节疼痛，且向臀部、膝关节放射，髋关节内旋功能活动受限，对症治疗 2 周后仍然无效，排除其他疾病因素，即使 X 线片正常，也应高度怀疑为一期（X 线前期）股骨头缺血性坏死，及时选择作以下检查：股骨头颈部髓内压测定（高于 30 mmHg 或"冲击试验"阳性）、同位素锝扫描（TC-MDP）（头部有"冷区"出现）、核磁共振（MRI）检查（头部有"双线征"出现）。

对在检查中出现阳性反应者，应及时行股骨头颈髓芯减压术，同时取病区骨组织作病理活检。此法具有治疗和诊断双重作用。

在髓芯减压的基础上，加用补肾壮骨、温经通络、活血化瘀的中药内服、外敷，可降低局部髓内压，解除静脉回流障碍及静脉网瘀血，改善和再建局部血供，达到促进坏死骨质吸收、新骨再生修复的目的。

股骨头坏死的食疗药膳方（九）

【原料】黄精 200 g，白酒 5 kg。

【制法】先把黄精洗干净，浸泡于白酒中，密封 7 天后饮用。每次饮 10～30 g 左右。

【功效】益精髓，润血燥，养阴滋肾。

周红军

股骨头坏死综合疗法

周红军,供职于沈阳市辽宁中医学院附属医院(邮政编码 110032)。

周红军认为,股骨头缺血性坏死属于中医"骨蚀"范畴,是由于先天肾气不足,加之后天创伤、劳损与感受外邪所致。因肾主骨生髓,肾阳亏虚,不能温养精髓,肾气不足,无力推动气血的运行,复因外伤或感受风寒湿邪,痹阻经络,气血运行不畅,气滞血瘀,骨枯髓减,股骨头失养,发生缺血性坏死。

根据以上中医理论,周红军采用综合疗法治疗股骨头缺血性坏死。首先行卧床位患肢牵引,以减轻股骨头坏死区压力,外用活血止痛散,加之 TDP 的热效应,能促进局部血液循环和新陈代谢以促进坏死骨质重建。在中药内治中,用淫羊藿、巴戟天、枸杞子、鹿角、杜仲、何首乌、当归、熟地补肝肾,补气血,壮筋骨;乳香、没药、川楝子、血竭、丹参、川芎活血化瘀,行气止痛。诸药共达治本之功。功能锻炼可以促进坏死骨质重建。

周红军的临床治疗结果表明,早期诊断、早期综合治疗是治愈本病的关键。

周红军的综合疗法由以下 4 种治疗方法组成。

(1)牵引:患者卧床,患肢行持续性皮牵引或腿套牵引,重量为 2~4 kg,时间为 4~12 个月。

(2)中药外敷:外用活血止痛散,药用姜黄、白芷、栀子各 240 g,没药、大黄、三棱、延胡索、莪术各 120 g,细辛 60 g,冰片 30 g。上药研面混匀,用适量稀释酒精和醋调成黏稠稀糊状,取 20 cm×15 cm 方布一块外涂药物,厚度约 2 mm,敷于患处,用 TDP 灯照射 30 分钟,每日 2 次。

(3)中药内服:骨蚀汤口服,药用淫羊藿、何首乌各 20 g,巴戟天 15 g,乳香、没药各

10 g,川楝子 15 g,血竭 10 g,枸杞子 15 g,鹿角 10 g,熟地、杜仲各 15 g,丹参 10 g,川芎、当归各 15 g。气虚加党参、黄芪;风寒湿重加茯苓、威灵仙、独活、附子。

(4)功能锻炼:在患肢行牵引 2 周后行患髋不负重的功能锻炼,逐渐接近或达到髋关节正常活动范围。

股骨头坏死的食疗药膳方(十)

【原料】骨碎补 10 g,菊花 20 g,粳米 100 g。

【制法】骨碎补煎水备用。将粳米加骨碎补水煮成粥,粥成时加入菊花,再煮片刻即成。

【功效】补肝肾,强壮筋骨,且无温燥之弊。

【原料】甲鱼 1 只(300 g 以上者),枸杞子 10 g,熟地黄 15 g。

【制法】将甲鱼宰杀后,去头、爪、内脏、甲壳,洗净,切成小方块,放入铝锅内,再放入洗净的枸杞子、熟地,加水适量,武火烧开,改用文火炖熬至鳖肉熟透即成。可常食用。

【功效】滋阴补肾填髓。用于股骨头坏死之肝肾不足者。

李长信
中西医结合治股骨头坏死

李长信,供职于天津市中医药研究院属医院(邮政编码 300020)。

中医学认为股骨头缺血性坏死属于"骨蚀"、"骨痿"、"骨痹"、"髋骨痹"范畴,先天禀赋不足及慢性劳损为致病基本因素,在外感风寒湿邪及劳伤后造成髋部气滞血瘀,经脉闭阻,血气隔绝,不能周荣,筋骨失养而发本病。

李长信认为,本病为缺血性无菌性坏死,多为阴证"骨疽",法当温阳化湿、活血通络,以阳和汤(全当归 25 g,川芎 9 g,桃仁 6 g,干姜 2 g,炙甘草 2 g)主之,用生骨散 2 号正是本意。另外"骨疽"也应祛腐生肌,给邪以出路,髓芯减压术符合这一原则,相当于切开引流,通过钻孔,可将股骨头内坏死液化物引流于骨外皮下吸收,血管则可沿骨隧道长入骨内,有利于股骨头血运的改善。

李长信的临床治疗结果表明,应用中药或配合有限手术可治疗股骨头缺血性坏死,控制骨坏死的进程,增加股骨头的血运,促进骨细胞再生修复。

国内外学者多采用人工股骨头置换术治疗本病,但对于早期病例或年轻患者不接受换头的病例,李长信采用中药内服外敷配合有限手术治疗,取得满意疗效。

一、内服中药(3~6 个月)

气滞血瘀型:用活血化瘀法,内服生骨散 1 号,每次 10 g,每日 3 次。

脾肾阳虚型:用温阳化湿法,内服生骨散 2 号,服法同生骨散 1 号。

肝肾亏损、气血两虚型:滋补肝肾、补气养血法,内服生骨散 3 号,服法同生骨散 1 号。

有兼证者可合并使用。

二、外敷中药(3～6个月)

外敷生骨膏,每2～4天换一贴,各型均用。

功能锻炼,不负重练功3～6个月,平卧位下做髋关节伸屈、内收、外展、内外旋等活动,每日3次,循序渐进。

骨生长因子注射液局部注射,每5～7天一次,每次1.5 ml,用于合并股骨颈骨折不愈合者(本药由浙江省杭州市第三医院生产)。

有限手术:髋芯减压术,用于髋痛重者,在X线下局麻钻孔(3 mm骨圆针)3根,达股骨头骨骺线,可多部位钻孔,多不切口,拔针后无菌包扎;内收肌松解术,用于内收肌紧张、髋外展受限者,术后外展位皮牵引3～4周,后坚持髋外展功能锻炼。

附方:

生骨散1号:当归、川芎、赤芍、骨碎补、血竭、乳没、土元、川断、牛膝等。

生骨散2号:熟地、肉桂、白芥子、鹿角胶、黄芪、当归、肉苁蓉、独活等。

生骨散3号:党参、云苓、黄芪、山萸、山药、黄精、龟甲胶、大黄、肉苁蓉、红花等。

生骨膏:大戟、甘遂、地星、白芥子、全虫、麻黄、半夏等,香油熬药加黄丹收膏。

股骨头坏死的食疗药膳方(十一)

灵芝酒

【原料】菌灵芝30 g,白酒500 g。

【制法与服法】把灵芝切碎泡酒,密封保存,但需要浸泡半个月以上,每日摇晃振动几次。每日可饮用1～2次,每次限量10 ml,长期服用有效。

【功效】菌灵芝,古称紫芝,性味甘寒,能坚筋骨,益颜色,久服轻身不老。

马定千

内外兼治 以内为主

马定千,供职于青海省西宁市第一人民医院(邮政编码 810000)。

股骨头缺血性坏死好发于儿童。该病的发病率和致残率都比较高,治疗颇为棘手。由于造成股骨头缺血性坏死的原因很多,如股骨头血供障碍、环境因素的影响、内分泌因素等,故本病的确切原因尚不清楚。目前较为公认的原因是不同病因导致的股骨头局部血运障碍。

成人股骨头血液供应有3个途径:支持带动脉、股骨干髓腔内之滋养动脉和股圆韧带动脉。而儿童股骨头的血液供应只有1~2条动脉,此时圆韧带动脉多半未进入股骨头,一旦供应动脉发生损伤断裂或栓塞,就极易发生股骨头缺血性坏死。因此,马定千提出治疗本病的关键在于改善局部血液循环,恢复和重建已破坏的血运。

股骨头的坏死与年龄、血运有关;先天性髋脱位,手法复位、蛙式石膏固定后,发生股骨头坏死的因素与髋关节周围肌肉挛缩、反复粗暴的手法复位、复位后血管痉挛、股骨头承受的压力过大有关;股骨头缺血性坏死后,头坏死的程度与负重有密切关系。所以,马定千认为,在临床上必须反复向患者和其家属交代,为了恢复股骨头的血运,应该避免负重或过早频繁的负重。

马定千认为股骨头缺血性坏死属中医学"骨蚀"、"瘀血"范畴。中医认为肾主骨生髓,肾精虚少,骨髓空虚,则骨髓发育障碍。马定千自拟内服中药方由当归、生熟地、赤芍、川芎、山萸肉、附子、肉桂、补骨脂、毛姜、山药、仙灵脾、仙茅、独活等药组成。方中当归、赤芍、川芎等活血祛瘀,通经活络;山萸肉、补骨脂、毛姜、仙灵脾、仙茅等补益肝肾、壮筋骨;山药健脾,附子、肉桂益肾壮阳;佐以独活等祛风湿、通痹止痛,共奏活血化瘀、补肾壮骨之功。

辨证加减,1个月为1个疗程,一般3个疗程。

治疗期间,早期患者,成人卧床,扶拐不负重;儿童,可用牵引、石膏短期制动等。两年内不负重行走。

马定千的临床治疗表明,强调制动休息不负重,可减轻股骨头的压力,有利于局部新生血管的生成和侧支循环的建立。配合中药活血化瘀、补肾壮骨,促进死骨吸收和新骨重建,使患者临床症状消失,股骨头复原,缩短治疗时间,避免了手术之苦和后遗症的发生。

马定千认为,只要遵循以上原则,并告诫患者坚持不懈,积极配合,耐心治疗,不仅对Ⅰ、Ⅱ、Ⅲ期患者有效,对Ⅳ期的早期也可收到较为满意的效果。

股骨头坏死的食疗药膳方(十二)

人参鹌鹑蛋

【原料】红参10 g,鹌鹑蛋10个。

【制法】把红参与鹌鹑蛋放铝锅内加清水适量,用小火煮1小时。温服,食蛋喝汤。

【功效】红参,甘微苦,补五脏,安精神;鹌鹑蛋,甘平,补气益血,强筋壮骨。与红参同服有益气助阳,强健筋骨之效。

附 录

股骨头缺血性坏死诊断依据、证候分类、疗效评定

股骨头缺血性坏死系由于不同病因,破坏股骨头的血液供应而造成的疾病。

一、诊断依据

1. 有明显的髋部外伤史。

2. 无髋部外伤史而有长期服用激素、过量饮酒等。

3. 髋部疼痛,以内收肌起点处为主,疼痛可呈持续性或间歇性,可向下放射至膝关节。

4. 行走困难,呈跛行,进行加重。

5. 髋关节功能障碍,以内旋外展受限为主,被动活动髋关节可有周围组织痛性痉挛。

6. X线摄片检查可见股骨头密度改变及中后期的股骨头塌陷。

二、证候分类

1. 中医证候分类

气滞血瘀型:髋部疼痛,夜间痛剧,刺痛不移,关节屈伸不利,舌黯或有瘀点,脉弦或沉涩。

风寒湿痹型:髋部疼痛,疼痛遇天气转冷加剧,关节屈伸不利,伴麻木,喜热畏寒,苔薄白,脉弦滑。

痰湿型:髋部沉重疼痛,痛处不移,关节漫肿,屈伸不利,肌肤麻木,形体肥胖,苔腻,脉滑或濡缓。

气血虚弱型:髋部疼痛,喜按喜揉,筋脉拘急,关节不利,肌肉萎缩,伴心悸气短,乏

力,面色不华,舌淡,脉弱。

肝肾不足型:髋痛隐隐,绵绵不休,关节强硬,伴心烦失眠,口渴咽干,面色潮红,舌红,脉细数。

2. 病理分型

Ⅰ期:髋部无症状。X线片示股骨头有轻微密度增高,或有点状密度增高区。

Ⅱ期:髋部无症状。X线片示股骨头密度明显增高(全部或一部分),无塌陷。

Ⅲ期:症状轻微。X线片示股骨头负重区有软骨下骨折或新月征。

Ⅳ期:髋部疼痛,呈阵发性或持续性,跛行及功能受限。X线片示股骨头扁平或死骨区塌陷。

Ⅴ期:髋部疼痛明显。X线片示坏死骨破裂,髋关节间隙狭窄,骨密度更加硬化。

Ⅵ期:髋部疼痛严重,有的疼痛较Ⅴ期减轻。X线片示股骨头肥大变形,半脱位,髋臼不光滑,甚或硬化增生。

三、疗效评定

1. 治愈:行走无跛行,髋关节无疼痛,下肢无短缩,功能完全或部分恢复。X线片示股骨头坏死区塌陷、骨坏死及骨增生硬化现象基本消失。

2. 好转:症状减轻,髋关节活动功能改善,下肢短缩在1 cm左右。X线片示股骨头变大或扁平,但骨坏死及骨增生硬化现象有改善。

3. 未愈:症状无改善。X线片征象无改变。

股骨头坏死的食疗方一则

醋茶

【出处】《食疗本草》。

【原料】茶叶3 g,醋5~10 ml。

【制作】将茶叶放入杯子中,用开水200 ml冲泡,闷盖15分钟,然后加醋即可。

【服法】趁热一次服完,一日内分数次冲饮。

【功效】活血止痛。

【适应症】血脉不畅、瘀血阻滞经脉之疼痛,突然跌仆闷挫,腰不能转侧。

【注意事项】感冒以及脾胃湿盛的下肢无力者禁服。

图书购买或征订方式

关注官方微信和微博可有机会获得免费赠书

 淘宝店购买方式：
直接搜索淘宝店名：**科学技术文献出版社**

 微信购买方式：
直接搜索微信公众号：**科学技术文献出版社**

 重点书书讯可关注官方微博：
微博名称：**科学技术文献出版社**

 电话邮购方式：

联系人：王　静
电　话：010-58882873，13811210803
邮　箱：3081881659@qq.com
QQ：3081881659

汇款方式：

户　名：科学技术文献出版社
开户行：工行公主坟支行
帐　号：0200004609014463033